DICTIONARY O

En
Fre



DICTIONNAIRE DE

Anglais - Français
Français - Anglais

Edita Ciglenečki

ISBN-13: 978-1541008991
ISBN-10: 1541008995

# INTRODUCTION - L'INTRODUCTION

The audience for this dictionary includes medical professionals working in multilingual environments; global health professionals in tourist areas; professionals in public health, humanitarian medicine, emergency disaster management, rescue teams and above all, frequent travellers disposed to any kind of danger or health risk and therefore in the need of medical assistance while in some foreign speaking country. In emergency situations even small misunderstandings can lead to the loss of valuable time and consequently lives, therefore this English-French and French-English dictionary is created in very practical time-saving and easy-to-understand way for both medical professionals and their patients. Instead of one classical A to Z alphabetical order, it consists of over 3000 medical terms divided to several topics where terms regarding each topic are organized alphabetically. The topics start from very basic subjects of numbers and orientation and proceed with terminology concerning accidents and disasters, parts of the human body, injuries, symptoms and diseases, pharmacy, medical facilities, medical procedures, diagnostics, pregnancy and obstetrics.

Pratique et facile à consulter, ce dictionnaire médical anglais-français et français-anglais propose plus de 3000 termes médicaux, couvrant l'essentiel de la pratique médicale: orientation dans le temps et dans l'espace; les types des accidents, catastrophes et détresse; parties du corps humain; les symptômes, blessures et maladies; pharmacie; établissements médicaux, procédures et soins; examens médicaux, grossesse et obstétrique.

# CONTENTS – CONTENU

# DICTIONARY OF MEDICAL EMERGENCIES

English - French

# DICTIONNAIRE DES URGENCES MÉDICALES

Anglais - Français

| NUMBERS | NUMÉROS |
|---|---|
| **Zero** | Zéro |
| **One** | Un |
| **Two** | Deux |
| **Three** | Trois |
| **Four** | Quatre |
| **Five** | Cinq |
| **Six** | Six |
| **Seven** | Sept |
| **Eight** | Huit |
| **Nine** | Neuf |
| **Ten** | Dix |
| **Eleven** | Onze |
| **Twelve** | Douze |
| **Thirteen** | Treize |
| **Fourteen** | Quatorze |
| **Fifteen** | Quinze |
| **Sixteen** | Seize |
| **Seventeen** | Dix-sept |
| **Eighteen** | Dix-huit |
| **Nineteen** | Dix-neuf |
| **Twenty** | Vingt |
| **Twenty-one** | Vingt et un |
| **Twenty-two** | Vingt-deux |
| **Thirty** | Trente |
| **Forty** | Quarante |
| **Fifty** | Cinquante |
| **Sixty** | Soixante |
| **Seventy** | Soixante-dix |
| **Eighty** | Quatre-vingts |
| **Ninety** | Quatre-vingt-dix |
| **Hundred** | Cent |
| **One hundred and one** | Cent un |
| **One hundred and twenty-three** | Cent vingt-trois |
| **Twohundred** | Deux cents |
| **Three hundred** | Trois cents |
| **Four hundred** | Quatre cents |
| **Five hundred** | Cinq cents |
| **Six hundred** | Six cents |
| **Seven hundred** | Sept cents |
| **Eight hundred** | Huit cents |
| **Nine hundred** | Neuf cents |
| **Thousand** | Mille |
| **Two thousand** | Deux mille |
| **Million** | Million |
| **Milliard (billion)** | Milliard |

| ORIENTATION IN TIME | ORIENTATION DANS LE TEMPS |
|---|---|
| **Yesterday** | Hier |
| **Today** | Aujourd'hui |
| **Tomorrow** | Demain |
| **Year** | Année |
| **Month** | Mois |
| **Week** | Semaine |
| **Day** | Jour |
| **Hour** | Heure |
| **Minute** | Minute |
| **Second** | Seconde |
| **Morning** | Matin |
| **Afternoon** | Après-midi |
| **Evening** | Soir |
| **Night** | Nuit |

| ORIENTATION IN SPACE | ORIENTATION DANS L'ESPACE |
|---|---|
| **Up (above)** | En haut (au-dessus) |
| **Down (below)** | En bas (au-dessous) |
| **Left** | Gauche |
| **Right** | Droite |
| **In front** | Devant |
| **Behind** | Derrière |
| **Inside** | Dedans |
| **Outside** | Dehors |

| ACCIDENTS, CATASTROPHES AND DISTRESS | LES ACCIDENTS, CATASTROPHES ET DÉTRESSE |
|---|---|
| **ABC weapons** | Arme nucléaire, biologique et chimique (NBC) |
| **Air attack** | Attaque aérienne |
| **Airplane crash** | Accident aérien |
| **Alarm** | Alarme |
| **Alarm signal** | Signal d'alarme |
| **Atomic bomb (A-bomb)** | Bombe atomique (bombe A) |
| **Atomic weapons** | Arme atomique |
| **Attack** | Attaque |
| **Avalanche** | Avalanche |
| **Bacteria** | Bacteria |
| **Biological weapon** | Arme biologique |
| **Bomb** | Bombe |
| **Bullet** | Balle |
| **Call for help** | Appel à l'aide |
| **Car accident** | Accident automobile (accident de la route) |
| **Cave** | Grotte |
| **Chemical pollution** | Pollution chimique |
| **Chemical weapon** | Arme chimique |
| **Civil defense** | Sécurité civile |
| **Cobalt bomb** | Bombe salée |
| **Cold weapon** | Arme de contact |
| **Collision** | Collision |
| **Conventional weapon** | Arme conventionnelle |
| **Dirty bomb** | Bombe radiologique (bombe sale) |
| **Domestic accident** | Accident domestique |
| **Drowned person** | Noyé |
| **Drowning** | Noyade |
| **Earthquake** | Séisme (tremblement de terre) |
| **Electric shock** | Électrisation (électrocution) |
| **Enriched uranium** | Uranium enrichi |
| **Epidemic** | Épidémie |

| | |
|---|---|
| **Explosion** | Explosion |
| **Explosive** | Explosif |
| **Fall** | Chute |
| **Fight** | Combat |
| **Fire** | Feu |
| **Fire (conflagration)** | Incendie |
| **Firearm** | Arme à feu |
| **Flood** | Inondation |
| **Heat stroke** | Coup de chaleur |
| **Helicopter (chopper)** | Hélicoptère |
| **"Help!"** | "Aide!" |
| **Hidrogen bomb (H-bomb)** | Bombe à hydrogène (bombe H) |
| **Homicide (murder)** | Homicide (assassinat) |
| **Hostage** | Otage |
| **Human trafficking** | Trafic d'êtres humains |
| **Hurricane** | Ouragan |
| **Ice** | Glace |
| **Iceberg** | Iceberg |
| **Icebreaker** | Brise-glace |
| **Invasion** | Invasion |
| **Kidnapping** | Enlèvement (rapt) |
| **Lake** | Lac |
| **Land** | Terre |
| **Land mine** | Mine terrestre |
| **Laser weapon** | Arme de laser |
| **Lava** | Lave |
| **Lifebelt (lifebuoy)** | Bouée couronne |
| **Lifeboat** | Canot de secours |
| **Lifejacket (life vest)** | Gilet de sauvetage |
| **Marine salvage** | Sauvetage en mer |
| **Mine** | Mine |
| **Mine clearance (demining)** | Déminage |
| **Mine field** | Champ de mines |
| **Mountain** | Montagne |
| **Naval mine** | Mine marine (mine sous-marine) |
| **Neurotoxin** | Neurotoxine |
| **Neutron bomb** | Bombe à neutrons |
| **Nuclear accident** | Accident nucléaire |
| **Nuclear waste (radioactive waste)** | Déchet radioactif (déchet nucléaire) |
| **Nuclear weapon** | Arme nucléaire |
| **Nuclear weapons testing** | Essai nucléaire |
| **Occupational accident** | Accident du travail |
| **Pandemic** | Pandémie |
| **Parachute** | Parachute |
| **Physical assault** | Attaque physique |
| **Pirate** | Pirate |
| **Pirate attack** | Attaque de pirates |
| **Plutonium** | Plutonium |
| **Poison gas** | Gaz toxique |
| **Radiation** | Rayonnement |
| **Rape (violation)** | Viol |
| **Refugee** | Réfugié |
| **Refugee camp** | Camp de réfugiés |
| **Rescuer** | Sauveur |
| **River** | Rivière |
| **Robbery** | Vol |
| **Rock** | Roche |
| **Rope** | Corde |
| **Ruins** | Ruine |
| **Salvage** | Sauvetage |
| **Sand storm** | Tempête de sable |
| **Sea** | Mer |
| **Sea ice** | Banquise |
| **Search** | Recherche |
| **Search and rescue dog** | Chien de sauvetage |
| **Search and rescue team** | Équpie de recherche et sauvetage |
| **Shark attack** | Attaque de requin |
| **Shelter** | Abri |
| **Ship** | Navire |
| **Ship wreck** | Épave de navire |
| **Shrapnel** | Shrapnel |
| **Sinking of a ship** | Naufrage du navire |
| **Slavery** | Esclavage |
| **Snow** | Neige |
| **Snow storm** | Tempête de neige |
| **SOS call** | Appel SOS |
| **Storm** | Tempête |
| **Stranding of a ship** | Échouage du navire |
| **Strategic nuclear weapon** | Arme nucléaire stratégique |
| **Stroke (hit, blow)** | Coup |
| **Suicide** | Suicide |
| **Tactical nuclear weapon** | Arme nucléaire tactique (mini-nuke) |
| **Terrorist** | Terroriste |
| **Terrorist attack** | Attaque terroriste |
| **Terrorist cell** | Cellule terroriste (cellule dormante) |
| **Thunderclap** | Foudre |
| **Tidal wave** | Onde de marée |
| **Traffic accident** | Accident sur la voie publique |
| **Tsunami** | Tsunami (raz-de-marée) |
| **Typhoon** | Typhon |
| **Uranium** | Uranium |
| **Victim** | Victime |
| **Virus** | Virus |
| **Volcanic eruption** | Éruption volcanique |
| **War** | Guerre |
| **Water** | Eau |
| **Waterspout** | Trombe marine |
| **Weapon** | Arme |
| **Weapon of mass destruction** | Arme de destruction massive |

| PARTS OF THE HUMAN BODY | PARTIES DU CORPS HUMAIN |
|---|---|
| **Abdominal aorta** | Aorte abdominale |
| **Abdominal oblique muscle** | Muscle oblique de l'abdomen |
| **Abdominal wall** | Face de la cavité abdominale |
| **Acetabulum** | Acetabulum |
| **Acetylcholine** | Acétylcholine |
| **Acoustic nerve (vestibulocochlear nerve)** | Nerf vestibulocochléaire (nerf auditif) |
| **Adam's apple** | Pomme d'Adam |
| **Adductor muscle** | Muscle adducteur |
| **Adenohypophysis** | Adénohypophyse |
| **Adrenal gland** | Glande surrénale |
| **Adrenalin (adrenaline)** | Adrénaline |
| **Agglutinin** | Agglutinine |
| **Agglutinogen** | Agglutinogène |
| **Albumin** | Albumine |
| **Aldosterone** | Aldostérone |
| **Alveolus** | Alvéole |
| **Amino acid** | Acide aminé |
| **Ammonia** | Ammoniac |
| **Ankle joint** | Cheville (cou-de pied) |
| **Antidiuretic hormone (vasopressin)** | Hormone antidiurétique (vasopressine) |
| **Anus** | Anus |
| **Anvil (incus)** | Enclume |
| **Aorta** | Aorte |
| **Aortic valve** | Valve aortique |
| **Aponeurosis** | Aponévrose |
| **Arachnoid mater** | Arachnoïde |
| **Arm** | Bras |
| **Armpit (axilla, underarm)** | Aisselle |
| **Arteriole** | Artériole |
| **Artery** | Artère |
| **Articular capsule (joint capsule)** | Capsule articulaire |
| **Astrocyte** | Astrocyte |
| **Atrioventricular node** | Noeud atrio-ventriculaire |
| **Auditory canal (ear canal)** | Conduit auditif externe (canal auriculaire) |
| **Back** | Dos |
| **Bartholin's gland** | Glande de Bartholin |
| **Basophil granulocyte** | Granulocyte basophile |
| **Belly (abdomen)** | Abdomen |
| **Biceps brachii muscle** | Muscle biceps brachial |
| **Biceps femoris muscle** | Muscle biceps fémoral |
| **Bile duct** | Voie biliaire |
| **Bilirubin** | Bilirubine |
| **Blood** | Sang |
| **Blood group** | Groupe sanguin |
| **Blood group A** | Groupe sanguin A |
| **Blood group AB** | Groupe sanguin AB |
| **Blood group B** | Groupe sanguin B |
| **Blood group 0** | Groupe sanguin 0 |
| **Blood vessel** | Vaisseau sanguin |
| **Body fluid** | Fluide corporel |
| **Bone** | Os |
| **Bone marrow** | Moelle osseuse |
| **Brachialis muscle** | Muscle brachial |
| **Brain** | Cerveau |
| **Brain marrow** | Moelle du cerveau |
| **Brain stem** | Tronc cérébral |
| **Brain ventricle** | Ventricule cérébral |
| **Breast** | Sein |
| **Breastbone (sternum)** | Sternum |
| **Bronchiole** | Bronchiole |
| **Bronchus** | Bronche |
| **Bulbourethral gland (Cowper's gland)** | Glande de Cowper (glande bulbo-uretrale) |
| **Bundle of His** | Faisceau de His |
| **Calcaneus** | Calcanéus (calcanéum) |
| **Calcitonin** | Calcitonine |
| **Calf** | Mollet |
| **Canal of Schlemm** | Canal de Schlemm |
| **Canine tooth** | Canine |
| **Capillary** | Capillaire |
| **Carbohydrate** | Hidrate de carbone (glucide) |
| **Cardiac atrium** | Oreillette |
| **Cardiac muscle (myocardium)** | Myocarde |
| **Cardiac ventricle** | Ventricule cardiaque |
| **Carpus** | Carpe |
| **Cartilage** | Cartilage |
| **Cartilage ring** | Cartilage cricoïde |
| **Catecholamine** | Catécholamine |
| **Cell** | Cellule |
| **Cementum** | Cément |
| **Cerebellum** | Cervelet |
| **Cerebral cortex** | Cortex cérébral (écorce cérébrale) |
| **Cerebrospinal fluid** | Liquide cérébro-spinal |
| **Cerebrum (telencephalon)** | Télencéphale (cerveau) |
| **Cheek** | Joue |
| **Chest** | Torse |
| **Chin** | Menton |
| **Cholesterol** | Cholestérol |
| **Choroid** | Choroïde |
| **Ciliary muscle** | Muscle ciliaire |
| **Clitoris** | Clitoris |
| **Coccygeal vertebra** | Vertèbre coccygienne |
| **Cochlea** | Cochlée |
| **Collagen** | Collagène |

| | |
|---|---|
| **Collarbone (clavicle)** | Clavicule |
| **Cornea** | Cornée |
| **Coronary artery** | Artère coronaire |
| **Corpus luteum** | Corps jaune |
| **Corticosteroid** | Corticostéroïde |
| **Corticosterone** | Corticostérone |
| **Corticotropin (adrenocorti-cotropic hormone)** | Hormone corticotrope (adrenocorticotropic hormone, ACTH) |
| **Cortisol** | Cortisol (hydro-cortisone) |
| **Cortisone** | Cortisone |
| **Cranial nerve** | Nerf crânien |
| **Crown ofa tooth** | Couronne de la dent |
| **Deltoid muscle** | Muscle deltoïde |
| **Dendrite** | Dendrite |
| **Dental pulp** | Pulpe dentaire |
| **Dentin** | Dentine (ivoire) |
| **Deoxyribonucleic acid (DNA)** | Acide désoxyribonucléique |
| **Diaphragm** | Diaphragme |
| **Diencephalon** | Diencéphale |
| **Duodenum** | Duodénum |
| **Dura mater** | Dure-mère |
| **Ear** | Oreille |
| **Eardrum (tympanic membrane)** | Tympan |
| **Earwax (cerumen)** | Cire de l'oreille (cérumen) |
| **Ejaculatory duct** | Canal éjaculateur |
| **Elastin** | Élastine |
| **Elbow** | Coude |
| **Elbow joint** | Articulation oléacranienne |
| **Electrolyte** | Électrolyte |
| **Eosinophil** | Éosinophile |
| **Epididymis** | Épididyme |
| **Erythrocyte (red blood cell)** | Érythrocyte (hématie, globule rouge) |
| **Estradiol** | Estradiol |
| **Estrogen** | Estrogène |
| **Ethmoid bone** | Os ethmoïde |
| **Eye** | Oeil |
| **Eye orbit** | Orbite de l'oeil |
| **Eyeball** | Globe oculaire |
| **Eyebrow** | Sourcils |
| **Eyelash** | Cil |
| **Eyelid** | Paupière |
| **Face** | Visage |
| **Fallopian tube (oviduct)** | Trompe de Fallope |
| **Fat** | Matière grasse |
| **Fat tissue** | Tissu adipeux (masse grasse) |
| **Fibrin** | Fibrine |
| **Fibrinogen** | Fibrinogène |
| **Fibroblast** | Fibroblaste |
| **Fibula (calf bone)** | Fibula (péroné) |
| **Finger** | Doigt |
| **Foot** | Pied |
| **Forearm** | Avant-bras |
| **Forefinger** | Index |
| **Forehead** | Front |
| **Foreskin (prepuce)** | Prépuce |
| **Frontal bone** | Os frontal |
| **Gall (bile)** | Bile |
| **Gall bladder** | Vésicule biliare (cholécyste) |
| **Gas** | Gaz |
| **Gastric acid** | Acide gastrique |
| **Gastric juice** | Suc gastrique |
| **Gastric mucous membrane** | Muqueuse gastrique |
| **Gland** | Glande |
| **Glans** | Gland |
| **Globulin** | Globuline |
| **Glomerulus** | Glomérule |
| **Glucagon** | Glucagon |
| **Glucocorticoid** | Glucocorticoïde |
| **Glucose** | Glucose |
| **Gluteal muscle** | Muscle glutéal |
| **Glycogen** | Glycogène |
| **Gonadotrophin** | Gonadotrophine |
| **Granulocyte** | Granulocyte (polynucléaire) |
| **Groin** | Aine |
| **Growth hormone (somatotrophin)** | Hormone de croissance (somatotropine) |
| **Gullet (oesophagus)** | Oesophage |
| **Gums (gingiva)** | Gencive |
| **Hair** | Poil |
| **Hair** | Cheveu |
| **Hammer (malleus)** | Marteau (malléus) |
| **Hand** | Main |
| **Hard palate** | Palais osseux |
| **Head** | Tête |
| **Heart** | Coeur |
| **Heart valve (cardiac valve)** | Valve cardiaque |
| **Heel** | Talon |
| **Hemoglobin** | Hémoglobine |
| **Hip bone** | Os coxal |
| **Hip joint** | Hanche |
| **Hormone** | Hormone |
| **Hymen** | Hymen |
| **Hyoid bone (lingual bone)** | Os hyoïde (os lingual) |
| **Hypophysis (pituitary gland)** | Hypophyse (glande pituitaire) |
| **Hypothalamus** | Hypothalamus |
| **Ileum** | Iléon (ileum) |
| **Ilium** | Ilion (ilium) |
| **Immunoglobulin** | Immunoglobuline |
| **Incisor** | Incisive |
| **Inferior vena cava** | Veine cave inférieure |
| **Innominate bone (pelvis)** | Bassin osseux |
| **Insulin** | Insuline |
| **Intercostal muscle** | Muscle intercostal |

| | |
|---|---|
| **Interstitial fluid** | Liquide interstitiel |
| **Intervertebral disc** | Disque intervertébral |
| **Intestinal juice** | Suc intestinal |
| **Intestinal villus** | Villosité intestinale |
| **Intestine** | Intestin |
| **Iris** | Iris |
| **Ischium** | Ischium |
| **Jaw** | Mâchoire |
| **Jejunum** | Jéjunum |
| **Joint** | Articulation |
| **Joint cartilage** | Cartilage articulaire |
| **Keratin** | Kératine |
| **Kidney** | Rein |
| **Knee** | Genou |
| **Kneecap (patella)** | Rotule (patella) |
| **Lachrymal bone** | Os lacrymal (unguis) |
| **Lachrymal gland** | Glande lacrymale |
| **Large intestine (colon)** | Gros intestin (côlon) |
| **Larynx** | Larynx |
| **Leg** | Membre inférieur |
| **Lens** | Cristallin |
| **Leukocyte** | Leucocyte |
| **Ligament** | Ligament |
| **Lip** | Lèvre |
| **Little finger (pinky)** | Auriculaire (petit doigt) |
| **Liver** | Foie |
| **Loin** | Lombes |
| **Lower jaw (mandible)** | Mandibule |
| **Lower leg** | Jambe |
| **Lumbar vertebra** | Vertèbre lombale |
| **Lung** | Poumon |
| **Lungs** | Poumons |
| **Luteinising hormone** | Hormne lutéinisante |
| **Lymph** | Lymphe |
| **Lymph gland (lymph node)** | Ganglion lymphatique (noeud lymphatique) |
| **Lymph vessel** | Vaisseau lymphatique |
| **Lymphocyte** | Lymphocyte |
| **Masseter muscle** | Muscle masséter |
| **Medulla oblongata** | Moelle allongée (medulla oblongata, bulbe rachidien, myélencéphale) |
| **Melanin** | Mélanine |
| **Melanotropin** | Hormone mélanotrope (mélanocortine, mélanotropine) |
| **Melatonin** | Mélatonine (hormone du sommeil) |
| **Meninx** | Méninge |
| **Meniscus** | Ménisque |
| **Metacarpal bone** | Os métacarpe |
| **Metacarpus** | Métacarpe |
| **Metatarsal bone** | Os du métatarse |
| **Metatarsus** | Métatarse |
| **Middle ear** | Oreille moyenne |
| **Middle finger** | Majeur |
| **Milk tooth** | Dent temporaire |
| **Mineralcorticoid** | Minéralcorticoïde |
| **Mitral valve (bicuspid valve)** | Valve mitrale (valve bicuspide) |
| **Molar** | Molaire |
| **Monocyte** | Monocyte |
| **Mouth** | Bouche |
| **Mouth cavity (oral cavity)** | Cavité buccale |
| **Mucous membrane** | Muqueuse |
| **Mucus** | Mucus |
| **Muscle** | Muscle |
| **Muscular fascia** | Fascia musculaire (périmysium) |
| **Nail** | Ongle |
| **Nape (occiput)** | Nuque |
| **Nasal bone** | Os nasal |
| **Nasolacrimal duct (tear duct)** | Canal lacrymonasal (canal lacrimal, canal des larmes) |
| **Navel (belly button)** | Ombilic (nombril) |
| **Neck** | Cou |
| **Nerve** | Nerf |
| **Nipple** | Mamelon (papille) |
| **Noradrenaline** | Noradrénaline |
| **Nose** | Nez |
| **Nostril** | Narine |
| **Occipital bone** | Os occipital |
| **Optic nerve** | Nerf optique |
| **Organ** | Organe |
| **Ovary** | Ovaire |
| **Ovum** | Ovule |
| **Oxytocin** | Ocytocine (oxytocine) |
| **Palate** | Palaise |
| **Palatine bone** | Os palatin |
| **Palm** | Paume |
| **Pancreas** | Pancréas |
| **Pancreatic juice** | Suc pancréatique |
| **Parasympathetic nervous system** | Système nerveux parasympatique (système vagal) |
| **Parathyroid gland** | Parathyroïde |
| **Parathyroid hormone** | Parathormone (hormone parathyroïdienne) |
| **Parietal bone** | Os pariétal |
| **Parietal pleura** | Plèvre pariétale |
| **Pectoralis major muscle** | Muscle grand pectoral |
| **Pectoralis minor muscle** | Muscle petit pectoral |
| **Penis** | Pénis |
| **Pericardium** | Péricarde |
| **Perineum** | Périnée |
| **Peritoneum** | Péritoine |
| **Phalanx bone** | Phalange |
| **Pharynx (gullet, gorge)** | Pharynx |

| | |
|---|---|
| **Phospholipid** | Phospholipide |
| **Pia mater** | Pie-mère |
| **Pineal body (pineal gland, epiphysis)** | Glande pinéale (épiphyse) |
| **Pinna (auricle)** | Pavillon auriculaire |
| **Plasma** | Plasma sanguin |
| **Pleura** | Plèvre |
| **Pore** | Pore |
| **Portal vein** | Veine porte |
| **Premolar** | Prémolaire |
| **Progesterone** | Progestérone |
| **Prostate** | Prostate |
| **Protein** | Protéine |
| **Pubis (pubic bone)** | Os pubien |
| **Pulmonary artery** | Artère pulmonaire |
| **Pupil** | Pupille |
| **Quadriceps femoris muscle** | Muscle quadriceps fémoral |
| **Radius** | Radius |
| **Rectus abdominis muscle** | Muscle droit de l'abdomen |
| **Retina** | Rétine |
| **Rh factor negative** | Système Rhésus négatif |
| **Rh factor positive** | Système Rhésus positif |
| **Rhomboid muscle** | Muscle rhomboïde |
| **Rib** | Côte |
| **Rib cage** | Cage thoracique |
| **Ribonucleic acid** | Acide ribonucléique (ARN) |
| **Ring finger** | Annulaire |
| **Root of a tooth** | Racine dentaire |
| **Sacral vertebra** | Vertèbre sacrale |
| **Saliva (spit, slobber)** | Salive |
| **Salivary gland** | Glande salivaire |
| **Scalp** | Cuir chevelu |
| **Sclera** | Sclère |
| **Sebaceous gland** | Glande sébacée |
| **Sebum** | Sébum |
| **Semen** | Sperme |
| **Semimembranosus muscle** | Muscle semi-membraneux |
| **Seminal vesicle** | Vésicule séminale (glande vésiculeuse) |
| **Semitendinosus muscle** | Muscle semi-tendineux |
| **Sesamoid bone** | Os sésamoïde |
| **Sex gland (gonad)** | Gonade |
| **Shinbone (tibia)** | Tibia |
| **Shoulder** | Épaule |
| **Shoulder blade (scapula)** | Omoplate (scapula) |
| **Shoulder joint** | Complexe articulaire de l'épaule |
| **Sigmoid colon** | Côlon sigmoïde |
| **Sinus** | Sinus |
| **Skeleton** | Squelette |
| **Skin** | Peau |
| **Skull** | Crâne |
| **Skull base** | Base du crâne |

| | |
|---|---|
| **Small intestine** | Intestin grêle |
| **Smooth muscle** | Muscle lisse |
| **Soft palate** | Voile du palais |
| **Sole** | Plante |
| **Sperm (spermatozoon)** | Spermatozoïde |
| **Sphenoid bone** | Os sphénoïde |
| **Sphincter** | Sphincter |
| **Spinal cord** | Moelle épinière (moelle spinale) |
| **Spinal nerve** | Nerf spinal |
| **Spine (spinal column, backbone)** | Colonne vertébrale (rachis) |
| **Spleen** | Rate |
| **Stirrup (stapes)** | Étrier |
| **Stomach** | Estomac |
| **Stool (feces)** | Fèces |
| **Striated muscle** | Muscle strié |
| **Superior vena cava** | Veine cave supérieure |
| **Sweat** | Sueur |
| **Sweat gland** | Glande sudoripare (sudorale) |
| **Sympathetic nervous system** | Système nerveux orthosympathique (système nerveux sympathique) |
| **Synapse** | Synapse |
| **Synovial bursa** | Bourse séreuse |
| **Synovial fluid (synovia)** | Liquide synovial |
| **Synovial membrane** | Membrane synoviale |
| **Tailbone (coccyx)** | Coccyx |
| **Tailor's muscle (sartorius muscle)** | Muscle couturier (muscle sartorius) |
| **Tarsal bone** | Os du tarse |
| **Tarsus** | Tarse |
| **Taste bud** | Papille gustative |
| **Tear** | Larme |
| **Temple** | Tempe |
| **Temporal bone** | Os temporal |
| **Tendon (sinew)** | Tendon |
| **Testicle** | Testicule |
| **Testosterone** | Testostérone |
| **Thalamus** | Thalamus |
| **Thigh** | Cuisse |
| **Thighbone (femur)** | Os de la cuisse (fémur) |
| **Thoracic aorta** | Aorte thoracique |
| **Thoracic vertebra** | Vertèbre thoracique |
| **Throat** | Gorge |
| **Thrombocyte** | Thrombocyte |
| **Thumb** | Pouce |
| **Thymus** | Thymus |
| **Thyroid** | Thyroïde |
| **Thyroid-stimulating hormone (TSH, thyrotropin)** | Thyréostimuline (thyréotropine) |
| **Thyroxine** | Thyroxine |
| **Tissue** | Tissu |
| **Toe** | Orteil |
| **Tongue** | Langue |

| | |
|---|---|
| **Tonsil** | Tonsille |
| **Tooth** | Dent |
| **Tooth enamel** | Émail dentaire |
| **Trapezius muscle** | Muscle trapèze |
| **Triceps brachii muscle** | Muscle triceps brachial |
| **Triceps surae muscle** | Muscle triceps sural |
| **Tricuspid valve** | Valve tricuspide |
| **Triglyceride** | Triglycéride |
| **Triiodothyronine** | Triiodothyronine |
| **Trunk (torso)** | Tronc |
| **Tympanic cavity** | Cavité tympanique |
| **Ulna** | Ulna (cubitus) |
| **Upper arm** | Partie supérieure du bras |
| **Upper arm bone (humerus)** | Humérus |
| **Upper back** | Parti supérieur du dos |
| **Upper jaw (maxilla)** | Os maxillaire |
| **Urea** | Urée (carbamide) |
| **Ureter** | Uretère |
| **Urethra** | Urètre |
| **Urinary bladder** | Vessie |
| **Urine** | Urine |
| **Vagina** | Vagin |
| **Valve (valvula)** | Valve |
| **Vein** | Veine |
| **Ventricle** | Ventricule |
| **Venule** | Veinule (vénule) |
| **Vermiform appendix (cecal appaendix)** | Appendice iléo-caecal (appendice, appendice vermiforme) |
| **Vertebra** | Vertèbre |
| **Vertex (crown of head)** | Vertex |
| **Vestibule** | Vestibule |
| **Visceral pleura** | Plèvre viscérale |
| **Vocal chord** | Corde vocale |
| **Vomer** | Vomer |
| **Vulva** | Vulve |
| **Windpipe (trachea)** | Trachée |
| **Womb (uterus)** | Utérus |
| **Wrist** | Poignet |
| **Wrist bone (carpal bone)** | Os du carpe |
| **Zygoma (cheekbone, malar bone)** | Os zygomatique (zygoma) |

| SYMPTOMS, INJURIES AND DISEASES | LES SYMPTÔMES, BLESSURES ET MALADIES |
|---|---|
| **Abdominal aortic aneurysm** | Anévrisme de l'aorte abdominale |
| **Abdominal colic** | Colique abdominale |
| **Abdominal pain** | Douleur abdominale |
| **Abdominal wall tension** | Tension de la paroi stomacale |
| **Aberrant pancreas** | Pancréas aberrant |
| **Abnormal flexibility** | Flexibilité anormale |
| **Abnormal twisting of the intestines (volvulus)** | Volvulus |
| **Abnormally heavy menstrual period (menorrhagia)** | Cycle menstruel anormalement excessice (ménorragie) |
| **Abnormally large intake of food (hyperphagia)** | Prise excessive d'aliments (hyperphagie) |
| **Aboulia (disorder of diminished motivation)** | Aboulie |
| **Abrasion** | Écorchure |
| **Abscess** | Abcès |
| **Absence in development of an organ (aplasia of an organ)** | Arrêt du développement d'un organe (aplasie d'un organe) |
| **Absence of menstrual period (amenorrhea)** | Absence des règles (aménorrhée) |
| **Absence of pulse** | Absence de pouls |
| **Acariasis** | Acariase |
| **Accelerated basal metabolism** | Metabolisme de base accéléré |
| **Accelerated pulse rate** | Fréquence du pouls accélérée |
| **Achilles tendon overuse injury** | Tendinite achilléenne chronique |
| **Achilles tendon rupture** | Rupture du tendon d'Achille |
| **Achillodynia (Achilles tendinitis)** | Tendinite du tendon d'Achille |
| **Achlorhydria** | Achlorhydrie |
| **Achondroplasia** | Achondroplasie |
| **Acidosis** | Acidose |
| **Acne** | Acné |
| **Acne vulgaris** | Acné papulo-pustuleuse |
| **Acoustic neuroma** | Neurome acoustique |
| **Acrocyanosis** | Acrocyanose |
| **Acromegaly** | Acromégalie |
| **Acrophobia (fear of heights)** | Acrophobie (peur des hauteurs) |
| **Actinic keratosis** | Kératose actinique |
| **Actinomycosis** | Actinomycose |

| | |
|---|---|
| **Acute abdomen** | Abdomen aigu |
| **Acute appendicitis** | Appendicite aiguë |
| **Acute gastric dilatation** | Dilatation aiguë de l'estomac |
| **Acute kidney failure** | Insuffisance rénale aiguë |
| **Acute lymphoblastic leukemia** | Leucémie lymphoblastique aiguë |
| **Acute myeloid leukemia (AML)** | Leucémie aiguë myéloblastique |
| **Acute pain** | Douleur aiguë |
| **Acute pulmonary heart** | Coeur pulmonaire aigu |
| **Addiction** | Dépendance (addiction) |
| **Addison's disease** | Maladie d'Addison |
| **Adenocarcinoma** | Adénocarcinome |
| **Adenoma** | Adénome |
| **Adenopathy** | Adénopathie |
| **African trypanosomiasis (sleeping sickness)** | Maladie du sommeil (trypanosomiase africaine) |
| **Age-related hearing loss (presbycusis)** | Perte de l'audition liée à l'age (presbyacousie) |
| **Age-related long-sightedness (presbyopia)** | Mauvaise vision de près liée à l'âge (presbytie) |
| **Agenesis (absence of an organ)** | Agénésie |
| **Agnail (hangnail)** | Envie de l'ongle |
| **Agranulocytosis** | Agranulocytose |
| **AIDS (acquired immune deficiency syndrome)** | SIDA (syndrome d'immunodéficience acquise) |
| **Air embolism (gas embolism)** | Embolie gazeuse |
| **Albinism** | Albinisme |
| **Albuminuria** | Albuminurie |
| **Alcohol poisoning** | Empoisonnement par l'alcool |
| **Alcoholic cardiomyopathy** | Cardiomyopathie alcoolique |
| **Alcoholic cirrhosis** | Cirrhose alcoolique |
| **Alcoholism** | Alcoolisme |
| **Aldosteronism (hyperaldosteronism)** | Hyperaldostéronisme |
| **Algodystrophy** | Algodystrophie |
| **Alkali poisoning** | Empoisonnement par alcalis |
| **Alkalosis** | Alcalose |
| **Allergic contact dermatitis** | Dermite de contact allergique |
| **Allergic conjunctivitis** | Conjonctivite allergique |
| **Allergic rhinitis** | Rhinite allergique |
| **Allergy** | Allergie |
| **Alopecia** | Alopécie |
| **Alopecia areata** | Alopécie areata |
| **Alopecia universalis** | Alopécie universalis |
| **Altitude sickness (acute mountain sickness)** | Mal aigu des montagnes |
| **Alzheimer's diesase** | Maladie d'Alzheimer |
| **Amebiasis (amebic dysentery)** | Amibiase (dysenterie amibienne) |
| **Amnesia** | Amnésie |
| **Amputation** | Amputation |
| **Amyloidosis** | Amylose (amyloïdose, maladie orpheline) |
| **Amyotrophic lateral sclerosis** | Sclérose latérale amyotrophique (maladie de Charcot) |
| **Anal abscess** | Abcès anale |
| **Anal atresia** | Atrésie anale |
| **Anal bleeding** | Saignement anal (rectorragie) |
| **Anal fissure** | Fissure anale |
| **Anal fistula** | Fistule anale |
| **Analgesia (loss of pain sensation)** | Analgésie |
| **Anaphylactic shock** | Choc anaphylactique |
| **Anaplastic carcinoma** | Carcinome anaplastique |
| **Ancylostomiasis** | Ankylostomose |
| **Androblastoma (Sertoli-Leydig cell tumor)** | Androblastome (tumeur à cellule de Sertoli et Leydig) |
| **Anemia** | Anémie |
| **Anemia of chronic disease** | Anémie des maladies chroniques |
| **Anencephaly** | Anencéphalie |
| **Aneurysm (aneurism)** | Anévrisme (anévrysme) |
| **Aneurysm rupture** | Rupture d'anévrisme |
| **Angina** | Angine |
| **Angina pectoris** | Angine de poitrine (angor) |
| **Angioedema (angioneurotic edema)** | Oedème de Quincke (angio-oedème) |
| **Angioma** | Angiome |
| **Angiosarcoma** | Angiosarcome |
| **Anisakiasis** | Anisakiase |
| **Ankle arthrosis** | Arthrose de cheville |
| **Ankle distortion** | Distorsion de la cheville |
| **Ankle impingement syndrome** | Conflit antérieur de la cheville |
| **Ankylosing spondylitis (Bechterew's syndrome)** | Spondylarthrite ankylosante (morbus Bechterew) |
| **Ankylosis (joint stiffness)** | Ankylose |
| **Anorexia** | Anorexie |
| **Ant sting** | Piqûre de fourmi |
| **Anterior cruciate ligament rupture (ACL rupture)** | Rupture du ligament croisé antéro-externe (rupture du LCA) |
| **Anthracosis** | Anthracose |

| | |
|---|---|
| **Anthrax** | Charbon |
| **Anuria (passage of urine < 100 ml in 24 hours)** | Anurie (volume urinaire < 100 ml par 24 heures) |
| **Anxiety** | Anxiété |
| **Aortic aneurysm** | Anévrisme de l'aorte |
| **Aortic dissection** | Dissection aortique |
| **Aortic valve stenosis** | Sténose valvulaire aortique |
| **Aortoiliac occlusive disease (Leriche's syndrome)** | Maladie occlusive aorto-iliaque |
| **Aphtha (mouth ulcer)** | Aphte (ulcère de la muqueuse buccale) |
| **Aplasia** | Aplasie |
| **Aplastic anemia** | Anémie aplasique |
| **Apoplexy** | Apoplexie (attaque d'apoplexie) |
| **Appetite** | Appétit |
| **Appetite changes** | Changements d'appétit |
| **Aquaphobia** | Aquaphobie |
| **Arrhythmia** | Arythmie |
| **Arrhytmogenic right ventricular dysplasia** | Dysplasie ventriculair droite arythmogène |
| **Arsenic poisoning** | Empoisonnement à l'arsenic |
| **Arterial bleeding** | Hémorragie artérielle |
| **Arterial embolism** | Embolie artérielle |
| **Arteriosclerosis** | Artérosclérose |
| **Arthrogryposis** | Arthrogrypose |
| **Arthropathy** | Arthropathie |
| **Arthrosis (osteoarthritis, degenerative arthritis)** | Arthrose (arthropathie chronique dégénérative) |
| **Asbestos poisoning** | Empoisonnement par l'amiante |
| **Asbestosis** | Asbestose (amiantose) |
| **Ascaridosis** | Ascaridiose |
| **Ascites** | Ascite |
| **Aspergilloma (mycetoma, fungus ball)** | Aspergillome |
| **Aspergillosis** | Aspergillose |
| **Asphyxia** | Asphyxie |
| **Asthma** | Asthme |
| **Astigmatism** | Astigmatisme |
| **Astrocytoma** | Astrocytome |
| **Atherosclerosis** | Athérosclérose |
| **Athetosis** | Athétose |
| **Athlete's foot (tinea pedis)** | Pied d'athlète (tinea pedis) |
| **Athlete's heart (cardiac hypertrophy)** | Hypertrophie cardiaque du sportif (coeur d'athlète) |
| **Atony (atonia)** | Atonie |
| **Atopic dermatitis** | Dermatite atopique |
| **Atrial fibrillation** | Fibrillation auriculaire |
| **Atrial septal defect** | Communication inter-auriculaire |
| **Atrioventricular block (AV block)** | Bloc auriculo-ventriculaire |
| **Atrophy** | Atrophie |
| **Attention deficit disorder** | Trouble déficit de l'attention |
| **Atypical pneumonia** | Pneumonie atypique |
| **Autism** | Autisme |
| **Autoimmune disease** | Maladie auto-immune |
| **Aviophobia (fear of flying)** | Aerophobie (peur de l'avion) |
| **Avitaminosis** | Avitaminose |
| **Baby colic** | Coliques de bébé |
| **Back pain (dorsalgia)** | Mal de dos (dorsalgie) |
| **Bacteremia** | Bactériémie |
| **Bacterial conjunctivitis** | Conjonctivite bactérienne |
| **Bacterial endocarditis** | Endocardite bactérienne |
| **Bacterial infection** | Infection bactérienne |
| **Bacterial pneumonia** | Pneumonie bactérienne |
| **Bacterial vaginosis** | Vaginose bactérienne |
| **Bacteriuria** | Bactériurie |
| **Bad breath (halitosis)** | Mauvaise heleine (halitose) |
| **Balance disorder** | Trouble de l'équilibre |
| **Ball-shaped aneurysm of the brain artery** | Anévrisme intracrânien en forme de sac |
| **Barotrauma** | Barotraumatisme |
| **Bartonellosis** | Bartonellose |
| **Basal cell carcinoma** | Carcinome basocellulaire |
| **Base of skull fracture (basal skull fracture)** | Fracture de la base du crâne |
| **Basedow Graves disease** | Maladie de Basedow |
| **Basophilia** | Basophilie |
| **Bedsore (decubitus ulcer)** | Escarre (plaie de lit, ulcère de décubitus) |
| **Behavioral disorder** | Trouble du comportement |
| **Behçet's disease** | Maladie de Behçet |
| **Bell's palsy** | Paralysie de Bell |
| **Bell's phenomenon** | Phénomène de Bell |
| **Benign positional vertigo** | Vertige paroxystique positionnel bénin |
| **Benign prostatic hyperthroph** | Hypertrophie bénigne de la prostate |
| **Benign tumor** | Tumeur bénigne |
| **Bile duct atresia** | Atrésie biliare |
| **Biliary cirrhosis** | Cirrhose biliaire |
| **Biliary colic** | Colique biliaire |
| **Biot's respiration** | Respiration de Biot |

| | |
|---|---|
| **Bipolar disorder (manic-depressive psychosis)** | Trouble bipolaire (psychose maniaco-dépressive) |
| **Bird flu (influenza virus A subtype H5N1)** | Grippe aviaire (influenzavirus A sous-type H5N1) |
| **Birthmark (nevus)** | Grain de beauté (naevus) |
| **Bite** | Morsure |
| **Bite by rabies infected animal** | Morsure d'un animal infecté par le virus de la rage |
| **Bite wound** | Blessure par morsure |
| **Black stool (melena)** | Selles noir (melanea, méléna) |
| **Black widow bite** | Morsure de veuve noire |
| **Bladder stone (urolithiasis)** | Calcul urinaire (urolithiase) |
| **Blast-syndrome** | Syndrome de blast |
| **Blastoma** | Blastome |
| **Blastomycosis** | Blastomycose |
| **Bleeding (haemorrhage)** | Saignement (hémorragie) |
| **Bleeding into joint space (hemarthrosis)** | Épanchement de sang à l'intérieur d'une articulation (hémarthrose) |
| **Bleeding into the fallopian tube (hematosalpinx)** | Collection de sang dans la trompe de Fallope (hématosalpinx) |
| **Blepharitis** | Blépharite |
| **Blindness** | Cécité |
| **Blister** | Phlyctène (ampoule, cloque) |
| **Blister (corn)** | Cor (cal) |
| **Bloating and gases (flatulence)** | Ballonnements et vesse (flatulence) |
| **Blood clot (thrombus)** | Caillot sanguin ( thrombus) |
| **Blood in cerebrospinal fluid** | Sang dans le liquide cérébro-spinal |
| **Blood in sputum (hemoptysis)** | Sang dans l'expectoration (hémoptysie) |
| **Blood in stool (hematochezia)** | Sang dans les selles (hématochézie) |
| **Blood in urine (hematuria)** | Sang dans les urines (hématurie) |
| **Blood pressure fall** | Pression artérielle effondrée |
| **Blood vessel diseases** | Maladies des vaisseaux sanguins |
| **Blount's disease** | Maladie de Blount |
| **Bone bending (bone torsion)** | Torsion osseuse |
| **Bone tuberculosis** | Tuberculose des os |
| **Borderline personality disorder** | Personnalité borderline |
| **Bornholm disease (epidemic myalgia)** | Maladie de Bornholm (myalgie épidémique) |
| **Borreliosis** | Borréliose |
| **Botryoid sarcoma** | Sarcome botryoïde |
| **Botulism** | Botulisme |
| **Bouchard's nodes** | Nodules de Bouchard |
| **Bow legs (genu varum)** | Genu varum |
| **Bowen's disease (squamous cell carcinoma in situ)** | Maladie de Bowen |
| **Brachial syndrome** | Brachialgie |
| **Brain abscess** | Abcès cérébral |
| **Brain compression** | Compression cérébrale |
| **Brain concussion** | Commotion cérébrale |
| **Brain development anomaly** | Anomalie du développement cérébral |
| **Brain laceration** | Lacération cérébrale |
| **Breast cancer** | Cancer du sein |
| **Breast carcinoma** | Carcinome du sein |
| **Breast pain (mastalgia)** | Douleur au sein (mastodynie) |
| **Breathing difficulty** | Difficulté de respiration |
| **Breathing sound due to blockage in the airway (stridor)** | Bruit anormal émis lors de la respiration (stridor) |
| **Brenner tumour** | Tumeur de Brenner |
| **Brill's disease** | Maladie de Brill-Zinserr (typhus résurgent) |
| **Brodie abscess** | Abcès de Brodie |
| **Broken ankle (ankle fracture)** | Fracture de la cheville |
| **Broken big toe (fractured hallux)** | Fracture du gros orteil |
| **Broken bone (bone fracture)** | Fracture des os |
| **Broken collar bone (clavicle fracture)** | Fracture de la clavicule |
| **Broken elbow (olecranon fracture)** | Fracture de l'olécrâne |
| **Broken fibula (fibula fracture)** | Fracture de la fibula |
| **Broken finger (finger fracture)** | Fracture du doigt |
| **Broken foot (metatarsal fracture)** | Fracture métatarsienne |
| **Broken forearm (fractured ulna and radius)** | Fracture du radius et du cubitus |
| **Broken heel bone (calcaneus fracture)** | Fracture du calcanéus |
| **Broken knee cap (patellar fracture)** | Fracture de rotule |

| | |
|---|---|
| **Broken lower leg bones (fractured tibia and fibula)** | Fracture du tibia et de la fibula |
| **Broken navicular bone (navicular fracture)** | Fracture du scaphoïde |
| **Broken pelvis (pelvis fracture)** | Fracture du bassin |
| **Broken rib (rib fracture)** | Fracture de côte |
| **Broken shinbone (tibia fracture)** | Fracture du tibia |
| **Broken shoulder blade (scapula fracture)** | Fracture de la scapula |
| **Broken thighbone (femur fracture)** | Fracture du fémur |
| **Broken ulna (ulna fracture)** | Fracture de l'ulna |
| **Broken upper arm (humerus fracture)** | Fracture de l'humérus |
| **Broken vertebral body (vertebral corpus fracture)** | Fracture du plateau vertébral |
| **Bronchial carcinoid** | Carcinoïde bronchiale |
| **Bronchial carcinoma** | Carcinome bronchique |
| **Bronchiectasis** | Bronchectasie (dilatation des bronches) |
| **Bronchopleural fistula** | Fistule bronchopleurale |
| **Bronchopneumonia** | Bronchopneumonie |
| **Bronchospasm** | Bronchospasme |
| **Brown urine** | Urine marron |
| **Brucellosis** | Brucellose (fièvre de Malte, fièvre méditerranéenne) |
| **Bruise (ecchymosis)** | Ecchymose |
| **Buerger's disease (thromboangiitis obliterans)** | Maladie de Buerger (thromboangéite oblitérante) |
| **Bulging eyes (exophthalmos)** | Exophtalmie (proptose) |
| **Bulimia** | Boulimie |
| **Bundle branch block** | Bloc de branche |
| **Bunion** | Hallux valgus |
| **Burn** | Brûlure |
| **Burning sensation** | Sensation cuisante |
| **Burping (belching)** | Rot (renvoi, éructation) |
| **Byssinosis (Monday fever)** | Byssinose |
| **Cachexia** | Cachexie |
| **Cadmium poisoning** | Empoisonnement au cadmium |
| **Calcification** | Calcification |
| **Callosity (thickening)** | Callosité |
| **Candidiasis (thrush)** | Candidiase |
| **Capillary hemangioma (infantile hemangioma, strawberry hemangioma)** | Hémangiome capillaire |
| **Carbon monoxide poisoning** | Empoisonnement au monoxyde de carbone |
| **Carbuncle** | Anthrax |
| **Carcinoid** | Carcinoïde |
| **Carcinoid syndrome** | Syndrome carcinoïde |
| **Carcinoma** | Carcinome |
| **Carcinosis** | Carcinose |
| **Cardiac arrest (cardiopulmonary arrest)** | Arrêt cardiaque (arrêt ventilatoire, arrêt cardio-respiratoire) |
| **Cardiac arrhythmia** | Arythmie cardiaque |
| **Cardiac asthma (paroxysmal nocturnal dyspnea)** | Dyspnée chez un cardiaque |
| **Cardiac decompensation** | Décompensation cardiaque |
| **Cardiogenic shock** | Choc cardiogénique |
| **Cardiomyopathy** | Cardiomyopathie |
| **Cardiotoxicity** | Cardiotoxicité |
| **Carpal tunnel syndrome** | Syndrome du canal carpien |
| **Cat bite** | Morsure de chat |
| **Cat cry syndrome (5p minus syndrome, Lejeune's syndrome)** | Maladie du cri du chat (syndrome de Lejeune) |
| **Catalepsy** | Catalepsie |
| **Cataplexy** | Cataplexie |
| **Cataract** | Cataracte |
| **Catarrh** | Catarrhe |
| **Cavernous hemangioma** | Cavernome (angiome caverneux) |
| **Cellulitis** | Cellulite |
| **Cephalocele** | Céphalocèle |
| **Cercaria** | Cercaire |
| **Cerebral aneurysm** | Anévrisme intra-crânien |
| **Cerebral contusion** | Contusion cérébrale |
| **Cerebral edema** | Oedème cérébral |
| **Cerebral palsy** | Infirmité motorice cérébrale |
| **Cerebrovascular anomaly** | Anomalie cérébrovasculaire |
| **Cervical cancer** | Cancer du col utérin |
| **Cervical carcinoma** | Carcinome du col utérin |
| **Cervical dysplasia** | Dysplasie du col de l'utérus |
| **Cervical erosion** | Érosion du col de l'utérus |

| | |
|---|---|
| **Cervical polyp** | Polype au col de l'utérus |
| **Cervical rib** | Côte cervicale |
| **Cervicobrachial syndrome** | Syndrome cervico-brachial |
| **Cervicocephal syndrome** | Syndrome cervical |
| **Chagas disease (American trypanosomiasis)** | Maladie de Chagas (trypanosomiase américaine) |
| **Chalicosis** | Chalicose |
| **Chancre** | Chancre |
| **Chancroid (soft chancre)** | Chancre mou (chancrelle) |
| **Changes in consciousness** | Changements de conscience |
| **Changes in moles** | Changements dans les grains de beauté |
| **Changes in mucous membrane** | Changement de la muqueuse |
| **Changes in olfactory sensation** | Changements des sensations olfactives |
| **Changes in shape of bones** | Changements dans la forme des os |
| **Changes in tactile sensation** | Changements des sensations tactiles |
| **Changes in taste sensation** | Changements de sensation de goût |
| **Charcot-Marie-Tooth disease** | Maladie de Charcot-Marie- Tooth |
| **Chemical conjunctivitis** | Conjonctivite chimique |
| **Chemical injuries** | Altération d'origine chimique |
| **Chemical warfare poisoning** | Intoxcation par arme chimique |
| **Chest pain** | Douleur thoracique |
| **Chicken-pox** | Varicelle |
| **Chikungunya** | Chikungunya |
| **Chilblain (perniosis)** | Engelure |
| **Childhood infectious diseases** | Maladies infectieuses des enfants |
| **Chlamydia infection** | Infection à Chlamydia |
| **Choking (suffocation)** | Suffocation |
| **Cholangiocellular carcinoma** | Cholangiocarcinome |
| **Cholera** | Choléra |
| **Chondroblastoma** | Chondroblastome |
| **Chondroma** | Chondrome |
| **Chondromalacia patellae (runner's knee, patello-femoral pain syndrome)** | Chondromalacie rotulienne |
| **Chondromyxoid fibroma** | Fibrome chondromyxoïde |
| **Chondrosarcoma** | Chondrosarcome |
| **Choreoathetosis** | Choréoathétose |
| **Choriocarcinoma** | Choriocarcinome |
| **Chromoblastomy-cosis (chromomycosis, Pedroso's disease)** | Chromomycose |
| **Chronic cerebrospinal venous insufficiency** | Insuffisance veineuse cérébro-spinale chronique |
| **Chronic fatigue syndrome** | Syndrome de fatigue chronique |
| **Chronic lymphocytic leukemia** | Leucémie lymphoïde chronique |
| **Chronic myeloid leukemia** | Leucémie myéloïde chronique |
| **Chronic obstructive pulmonary disease** | Bronchopneumopa-thie chronique obstructive |
| **Chronic pain** | Douleur chronique |
| **Chronic paroxysmal hemicrania (Sjaastad syndrome)** | Hémicrânie paroxystique chronique |
| **Chronic renal failure** | Insuffisance rénale chronique |
| **Chylothorax** | Chylothorax |
| **Claustrophobia (fear of closed space)** | Claustrophobie |
| **Cleft lip and palate** | Fente labiale et fente palatine |
| **Clonorchiasis** | Clonorchiase |
| **Clostridium perfringens toxic infection** | Toxi-infection à Clostridium perfringens |
| **Club foot (talipes equinovarus)** | Pied-bot (pied-bot équin) |
| **Cluster headache** | Algie vasculaire de la face |
| **Coagulation factor deficiency** | Déficit en facteur de la coagulation |
| **Coarctation of the aorta** | Coarctation de l'aorte |
| **Coccidioidomycosis (San Joaquin Valley fever)** | Coccidioïmycose (fièvre de la vallée de San Joaquin, fièvre du désert) |
| **Coccygodynia** | Coccygodynie (douleur coccygienne) |
| **Coeliac disease (celiac disease)** | Maladie coeliaque |
| **Colic** | Colique |
| **Collapse** | Collapsus |
| **Colon diverticulum** | Diverticule du côlon |
| **Colon polyp** | Polype du côlon |
| **Colorado tick fever (mountain tick fever)** | Fièvre à tiques du Colorado (fièvre à tiques des montagnes) |
| **Coma** | Coma |

| | |
|---|---|
| **Comminuted fracture** | Fracture comminutive |
| **Common cold** | Rhume |
| **Compartment syndrome** | Syndrome des loges |
| **Confusion** | Confusion |
| **Congenital aneurysm of arteries at the base of the brain** | Anévrisme congénital de l'artère à la base du cerveau |
| **Congenital dysplasia of the hip (congenital hip dislocation)** | Luxation congénitale de la hanche |
| **Congenital heart defect** | Malformation congénitale du coeur |
| **Congenital heart disease (congenital cardiopathy)** | Cardiopathie congénitale |
| **Congenital pyloric stenosis** | Sténose congénitale du pylore |
| **Conjunctival foreign body** | Conjonctivite due à un corps étranger |
| **Constipation (obstipation)** | Constipation |
| **Contact dermatitis** | Dermite de contact |
| **Contracture** | Contracture |
| **Contusion** | Contusion |
| **Convulsions** | Convulsions |
| **Coronary disease** | Maladie coronarienne |
| **Cough** | Toux |
| **Cradle cap (infantile seborrhoeic dermatitis)** | Dermite séborrhéique infantile |
| **Cranial neuralgia** | Névralgie des nerfs crâniens |
| **Crepitation** | Crépitation |
| **Creutzfeldt-Jakob disease (so called "mad cow disease")** | Maladie de Creutzfeldt-Jakob |
| **Crimean-Congo hemorrhagic fever** | Fièvre hémorragique de Congo-Crimée |
| **Crohn's disease** | Maladie de Crohn |
| **Crotch itch (tinea cruris)** | Eczéma marginé de hebra |
| **Croup (acute obstructive laryngitis)** | Croup (laryngotrachéo-bronchite) |
| **Crush-syndrome** | Syndrome d'écrasement |
| **Crust (scab)** | Croûte |
| **Cryptococcosis** | Cryptococcose |
| **Cryptogenic cirrhosis** | Cirrhose cryptogénique |
| **Cryptorchidism** | Cryptorchidie |
| **Cushing's syndrome (hypercorticism)** | Syndrome de Cushing (hypercorticisme) |
| **Cut wound** | Plaie par objet tranchant |
| **Cutaneous leishmaniasis (Oriental sore)** | Leishmaniose cutanée (bouton d'Orient) |
| **Cyanide poisoning** | Empoisonnement au cyanure |
| **Cyanosis** | Cyanose |
| **Cyst** | Kyste |
| **Cystadenocarcino-ma** | Cystadénocarcinome |
| **Cystadenofibroma** | Cystadénofibrome |
| **Cystadenoma** | Cystadénome |
| **Cystic fibrosis** | Mucoviscidose (fibrose kystique) |
| **Cysticercosis** | Cysticercose |
| **Cystoma** | Kystome |
| **Daltonism** | Daltonisme |
| **Dancer's foot (pes equinus)** | Pied equin |
| **Dancer's tendinitis (flexor hallucis tendinitis)** | Tendinite des danseurs (fléchisseur de l'hallux tendinite) |
| **Dandruff** | Pellicule |
| **Day blindness (hemeralopia)** | Héméralopie |
| **Deafness** | Surdité |
| **Death** | Mort |
| **Decompression sickness (diver's disease, caisson disease)** | Maladie de décompression (maladie des plongeurs, maladie des caissons) |
| **Decreased body temperature (hypothermia)** | Température corporelle basse (hypothermie) |
| **Decreased production of urine (oliguria)** | Raréfaction du volume des urines (oligurie) |
| **Dehydration** | Déshydratation |
| **Delayed puberty** | Puberté tardive |
| **Delirium** | Delirium |
| **Dementia** | Déménce |
| **Demineralization** | Déminéralisation |
| **Dengue fever** | Dengue (grippe tropicale, dengue hémorragique) |
| **Dental caries** | Carie dentaire |
| **Dental plaque (dental tartar)** | Plaque dentaire |
| **Depression** | Dépression |
| **DeQuervain syndrome** | Syndrome de DeQuervain (ténosynovite de DeQuervain) |
| **Dermatitis herpetiformis (Duhring's disease)** | Dermatite herpétiforme |
| **Dermatomycosis** | Dermatomycose |
| **Dermatomyositis** | Dermatomyosite |
| **Dermoid cyst** | Kyste dermoïde |
| **Development anomalies** | Anomalies de développement |
| **Diabetes** | Diabète |

| | |
|---|---|
| **Diabetes insipidus** | Diabète insipide |
| **Diabetes mellitus** | Diabète sucré |
| **Diabetes mellitus type 1** | Diabète sucré de type 1 (diabète insulino-dépendant) |
| **Diabetes mellitus type 2** | Diabète sucré de type 2 (diabète insulinorésistant) |
| **Diabetic coma** | Coma diabétique |
| **Diabetic ketoacidosis** | Cétoacidose diabétique |
| **Diabetic nephropathy** | Néphropathie diabétique |
| **Diabetic neuropathy** | Neuropathie diabétique |
| **Diabetic retinopathy** | Rétinopathie diabétique |
| **Diaphragmatic hernia** | Hernie diaphragmatique |
| **Diaphyseal humeral fracture** | Fracture diaphysaire de l'humérus |
| **Diaphyseal tightbone fracture** | Fracture de la diaphyse fémorale |
| **Diarrhea** | Diarrhée |
| **Difficult defecation (tenesmus)** | Difficulté à déféquer (ténesme) |
| **Difficult urination (dysuria)** | Difficulté à uriner (dysurie) |
| **Difficult swallowing (dysphagia)** | Difficulté de deglutition (dysphagie) |
| **Dilated cardiomyopathy** | Cardiomyopathie dilatée |
| **Diphtheria** | Diphtérie |
| **Discarthrosis (degenerative disc disease)** | Arthrose du disque intervertébral |
| **Discharge** | Sécrétion (suintement, écoulement) |
| **Diseases of the aorta** | Maladies de l'aorte |
| **Dislocated ankle joint** | Luxation de la cheville |
| **Dislocated fragments** | Fragments deboîtées |
| **Dislocated shoulder** | Luxation de l'épaule |
| **Dislocation (luxation)** | Déboîtement (luxation) |
| **Dislocation of a hip** | Luxation de la hanche |
| **Disorientation** | Désorientation |
| **Disseminated intravascular coagulation** | Coagulation intravasculaire disséminée |
| **Distal radial fracture** | Fracture de l'extrémité inferieure du radius (fracture de Pouteau-Colles) |
| **Diverticulitis** | Diverticulite |
| **Diverticulosis** | Diverticulose |
| **Diverticulum** | Diverticule |
| **Dizziness (vertigo)** | Vertige |
| **Dog bite** | Morsure de chien |
| **Double vision (diplopia)** | Vision double (diplopie) |
| **Down syndrome** | Syndrome de Down |
| **Dracunculiasis** | Dracunculose |
| **Drooling (ptyalism, sialorrhea, slobbering)** | Hypersialorrhée (ptyalisme) |
| **Drooping of the upper eyelid (blepharoptosis)** | Abaissement de la paupière supérieure (blépharoptose) |
| **Drowning** | Noyade |
| **Drug addiction** | Toxicomanie |
| **Drug allergy** | Allergie aux médicaments |
| **Drug overdose** | Surdose de drogue |
| **Dry cough** | Toux sèche |
| **Dry eyes (keratoconjuctivitis sicca)** | Oeil sec (kérato-conjonctivite sèche) |
| **Dry gangrene** | Gangrène sèche |
| **Dry mouth (xerostomia)** | Sècheresse de la bouche (xèrostomie) |
| **Duchenne muscular dystrophy** | Myopathie de Duchenne |
| **Ductus arteriosus (ductus Botalli shunt)** | Canal artériel |
| **Dull pain** | Douleur sourde |
| **Dullness in limbs** | Membres sourds |
| **Duodenal atresia** | Atrésie duodénale |
| **Duodenal diverticulum** | Diverticule duodenal |
| **Duodenal ulcer** | Ulcère du doudénum |
| **Dupuytren's contracture** | Contracture de Dupuytren |
| **Dust allergy** | Allergie à la poussière |
| **Dwarfism (nanism)** | Nanisme |
| **Dyschondroplasia** | Dyschondroplasie |
| **Dysentery (flux)** | Dysenterie |
| **Dysgerminoma** | Dysgerminome |
| **Dyshidrosis** | Dyshidrose |
| **Dyslexia** | Dyslexie |
| **Dyspepsia (upset stomach)** | Dyspepsie |
| **Dystonia** | Dystonie |
| **Dystrophy** | Dystrophie |
| **Ear bleeding** | Saignement de l'oreille |
| **Ear pain (otalgia)** | Mal à l'oreille (otalgie) |
| **Early symptom (prodrome)** | Phase prodromique |
| **Eating disorder** | Trouble de conduite alimentaire |
| **Ebola hemorrhagic fever** | Fièvre Ébola |
| **Echinococcosis (hydatid disease)** | Échinococcose |
| **Echolalia** | Écholalie |

| | |
|---|---|
| **Echopraxia (involuntary repetition ofthe observed movements of another person)** | Échopraxie (tendance spontanée à répéter les mouvements d'une autre personne) |
| **Ectopic pregnancy (extrauterine pregnancy)** | Grossesse extra-utérine |
| **Eczema** | Eczéma |
| **Edema** | Oedème |
| **Edwards syndrome (trisomy 18)** | Syndrome d'Edwards (trisomie 18) |
| **Eisenmenger's syndrome** | Syndrome d'Eisenmenger |
| **Elbow arthrosis** | Arthrose du coude |
| **Elbow dislocation (luxation of the elbow)** | Luxation du coude |
| **Electric shock burn** | Brûlure électrique |
| **Electrical injuries (electric shock)** | Électrisation |
| **Electromagnetic hypersensitivity** | Sensibilité éléctromagnétique |
| **Elephantiasis (lymphedema)** | Éléphantiasis (filariose lymphatique) |
| **Elevated body temperature** | Élévation de la température du corps |
| **Embolism** | Embolie |
| **Embryonal carcinoma** | Carcinome embryonnaire |
| **Emphysema** | Emphysème |
| **Empyema** | Empyème |
| **Encephalocele** | Encéphalocèle |
| **Encephalopathy** | Encéphalopathie |
| **Enchondroma** | Enchondrome |
| **Encopresis** | Encoprésie |
| **Endocardial fibroelastosis** | Fibroélastose endocardique |
| **Endometrial carcinoma** | Carcinome de l'endomètre |
| **Endometrial hyperplasia** | Hyperplasie endométriale |
| **Endometrial polyp (uterine polyp)** | Polype utérin |
| **Endometriosis** | Endométriose |
| **Endotoxic shock** | Choc endotoxique |
| **Enlarged liver (hepatomegaly)** | Augmentation du foie (hépatomégalie) |
| **Enlarged lymph nodes (lymphadenopathy)** | Augmentation d'un ganglion lymphatique (lymphadénopathie) |
| **Enlarged pupils** | Pupilles dilatées |
| **Enlarged tongue (macroglossia)** | Augmentation de la langue (macroglossie) |
| **Enthesopathy** | Enthésiopathie |
| **Eosinophilia** | Éosinophilie |
| **Ependymoma** | Épendymome |
| **Epicondylar elbow fracture** | Fracture du condyle huméral |
| **Epidemic typhus (louse-borne typhus)** | Typhus épidémique (typhus à poux, typhus européen) |
| **Epidural bleeding** | Hémorragie épidurale |
| **Epidural hematoma** | Hématome épidural |
| **Epigastric pain** | Douleur épigastrique |
| **Epilepsy** | Épilepsie |
| **Epiphyseolysis capitis femoris** | Épiphysiolyse de l'extrémité supérieure du fémur |
| **Epispadias** | Épispadias |
| **Epithelial carcinoma** | Carcinome épithélial |
| **Erysipelas (Ignis sacer, St. Anthony's fire)** | Érysipèle (érésipèle) |
| **Erysipeloid** | Erysipéloïde |
| **Erythromelalgia (acromelalgia)** | Érythromelalgie |
| **Erythroplakia (erythroplasia)** | Érythroplasie |
| **Erythroplasia of Queyrat** | Érythroplasie de Queyrat |
| **Esophageal atresia** | Atrésie de l'oesophage |
| **Esophageal stenosis** | Sténose oesophagienne |
| **Esophageal varices** | Varices oesophagiennes |
| **Essential hypertension** | Hypertension artérielle essentielle |
| **Estrogen deficiency** | Carence oestrogénique |
| **Ewing's sarcoma** | Sarcome d'Ewing |
| **Exanthem** | Exanthème |
| **Exanthema subitum (roseola infantum, sixth disease)** | Roséole (exanthème subit, sixième maladie) |
| **Exasperation** | Exaspération (irritation) |
| **Excessive hunger (polyphagia)** | Faim excessive (polyphagie) |
| **Excessive secretion of saliva (hypersalivation)** | Sécrétion de la salive excessive |
| **Excessive sweating (hyperhidrosis)** | Sudation excessive (hyperhidrose) |
| **Exostosis** | Exostose |
| **Expectoration of blood (hemoptysis)** | Rejet de sang issu des voies aériennes (hémoptysie) |
| **Explosive wound** | Blessure par explosion |
| **Expulsion of undigested food from stomack to the mouth (regurgitation)** | Retour à la bouche du contenu de l'estomac (régurgitation) |

| | |
|---|---|
| **Extensor tendinitis (inflammation of the extensor tendons of the toes)** | Tendinite des extenseurs des orteils |
| **External abdominal wall hernia** | Hernie de la paroi abdominale (hernie abdominale externe) |
| **External bleeding** | Saignement externe (hémorragie externe) |
| **Extrajoint rheumatism** | Rhumatisme extraarticulaire |
| **Facial spasm** | Spasme facial |
| **Familial Mediterranean fever** | Fièvre méditerranéenne familiale |
| **Farmer's lung** | Maladie du poumon de fermier |
| **Farsightedness (hyperopia)** | Hypermétropie |
| **Fat embolism** | Embolie de cholestérol |
| **Fatigue (exhaustion, lethargy)** | Fatigue (affaiblissement) |
| **Fatty liver metamorphosis** | Stéatose hépatique |
| **Favus** | Favus |
| **Feather allergy** | Allergie aux plumes |
| **Febrile convulsions** | Convulsion hyperthermique |
| **Femoral neck fracture** | Fracture du col du fémur |
| **Fetal alcohol syndrome** | Syndrome d'alcoolisation foetale |
| **Fever** | Fièvre |
| **Fibrinoid necrosis** | Nécrose fibrinoïde |
| **Fibroadenoma** | Fibroadénome |
| **Fibrocystic breast disease** | Mastopathie fibrocystique |
| **Fibroma** | Fibrome |
| **Fibromyalgia** | Fibromyalgie |
| **Fibrosarcoma (fibroblastic sarcoma)** | Fibrosarcome |
| **Fibrosis** | Fibrose |
| **Fibrous dysplasia** | Dysplasie fibreuse |
| **Fibrous histiocytoma** | Histiocytome fibreux |
| **Filariasis** | Filariose |
| **Finger clubbing (digital clubbing)** | Hippocratisme digital (doigts en baguettes de tambour) |
| **First menstrual cycle (menarche)** | Première période de menstruations (ménarche) |
| **Fish poisoning** | Empoisonnement du poisson |
| **Fistula** | Fistule |
| **Flaccid muscle (untoned muscle)** | Muscle flasque (hypotonie musculaire) |
| **Flat foot (pes planus)** | Pied plat (pes planus) |
| **Floating kidney (nephroptosis, renal ptosis)** | Syndrome du rein flottant (néphroptose) |
| **Floppy infant syndrome** | Syndrome du bébé mou |
| **Flu (influenza)** | Grippe (influenza) |
| **Foamy sputum** | Crachat spumeux |
| **Folliculitis** | Folliculite |
| **Food allergy** | Allergie alimentaire |
| **Food aversion** | Aversion pour la nourriture |
| **Food poisoning** | Empoisonnement alimentaires |
| **Foot arthrosis** | Arthrose du pied |
| **Foot deformity** | Difformité du pied |
| **Forearm tendinitis** | Tendinite de l'avant-bras |
| **Foreign body in ear** | Corps étranger dans l'oreille |
| **Foreign body in nose** | Corps étranger dans le nez |
| **Fournier gangrene** | Gangrène de Fournier |
| **Fracture with displacement** | Fracture à déplacement |
| **Freiberg's disease** | Maladie de Freiberg |
| **Frequent urination** | Miction fréquente |
| **Frequent urination at night (nocturia)** | Excrétion urinaire à prédominance nocturne (nycturie) |
| **Frigidity** | Frigidité |
| **Frostbite** | Gelure |
| **Frozen shoulder (adhesive capsulitis of shoulder)** | Épaule bloquée (périarthrite scapulo-humérale) |
| **Fungal infection** | Infection fongique |
| **Fungal osteomyelitis** | Ostéomyélite fongique |
| **Fur allergy** | Allergie aux animaux à poils |
| **Furuncle (boil)** | Furoncle |
| **Gaining weight** | Grossissement |
| **Galactorrhea** | Galactorrhée |
| **Gallbladder hydrops** | Hydrops de la vésicule biliaire |
| **Gallstone (cholelithiasis)** | Calcul biliaire (cholélithiase) |
| **Gambling addiction (ludomania)** | Jeu pathologique (jeu compulsif) |
| **Gangrene** | Gangrène |
| **Gas gangrene** | Gangrène gazeuse |
| **Gas poisoning** | Empoisonnement au gaz |
| **Gastric carcinoma** | Carcinome de l'estomac |
| **Gastric ulcer** | Ulcère de l'estomac |
| **Gastroenteritis** | Gastroentérite |
| **Generalized edema (anasarca)** | Oedème généralisé (anasarque) |
| **Genital herpes** | Herpès génital |

| | |
|---|---|
| **Genital wart** | Verrue génitale |
| **German measles (rubella)** | Rubéole |
| **Giant cell arteritis (temporal arteritis)** | Artérite giganto-cellulaire (maladie de Horton, artérite temporale) |
| **Gigantism** | Gigantisme |
| **Gigantocellular tumor (osteoclastoma)** | Tumeur à cellules géantes |
| **Glanders** | Morve |
| **Glaucoma** | Glaucome |
| **Glioblastoma** | Glioblastome |
| **Glioma** | Gliome |
| **Gliosis** | Gliose |
| **Glomerulonephritis** | Gloméluronéphrite |
| **Glomus tumor (glomangioma)** | Tumeur glomique (glomangiome) |
| **Glucose in urine (glycosuria)** | Sucre dans les urines (glycosurie) |
| **Gluten intolerance** | Intolérance au gluten |
| **Goiter** | Goitre |
| **Gonadoblastoma** | Gonadoblastome |
| **Gonorrhea** | Gonorrhée (blennorragie, chaude-pisse) |
| **Goodpasture's syndrome** | Syndrome de Goodpasture (maladie des anti-corps anti-membrane basale glomérulaire) |
| **Gout (gouty arthritis)** | Goutte |
| **Granulocytosis** | Polynucléose |
| **Granulomatous inflammation** | Inflammation granulomateuse |
| **Granulosa cell tumor** | Tumeur de la granulosa |
| **Green stool** | Selles vertes |
| **Greenstick fracture** | Fracture en bois vert |
| **Groin pain syndrome** | Pubalgie du sportif |
| **Guillain-Barré syndrome** | Syndrome de Guillain-Barré |
| **Gunshot wound** | Blessure par balle |
| **Gymnastics lower back pain** | Lombalgie du gymnaste |
| **Gynecomastia** | Gynécomastie |
| **Haglund's disease** | Maladie de Haglund |
| **Hallucination** | Hallucination |
| **Hand and finger joints dislocation** | Luxation des doigts et du poignet |
| **Hand arthrosis** | Arthrose de le main |
| **Hand fibrositis** | Fasciite de la main (fasciite palmaire) |
| **Hand tremor** | Tremblement des mains |
| **Hand-arm vibration syndrome (vibration white finger)** | Syndrome des vibrations du système main-bras |
| **Hard of hearing** | Surdité partielle |
| **Hashimoto's disease** | Thyroïdite de Hashimoto |
| **Head and brain injuries** | Blessures à la tête et blessures du cerveau |
| **Headache** | Mal de tête (céphalée) |
| **Hearing disorder** | Trouble de l'audition |
| **Hearing loss** | Perte d'ouïe |
| **Heart attack (myocardial infarction)** | Infarctus du myocarde |
| **Heart disease (cardiopathy)** | Maladie cardiaque (cardiopathie) |
| **Heart murmur** | Souffle cardiaque |
| **Heart valve diseases** | Maladies des valves cardiaques |
| **Heartburn** | Brûlure de l'estomac (pyrosis) |
| **Heavy metal poisoning** | Empoisonnement aux métaux lourds |
| **Heberden's nodes** | Nodules d'Heberden |
| **Heel spur (calcaneal spur)** | Éperon de talon (epine calcaneenne) |
| **Hemangioendothelioma** | Hémangio-endothéliome |
| **Hemangioma** | Hémangiome |
| **Hematoma** | Hématome |
| **Hemivertebrae** | Hémivertèbre |
| **Hemochromatosis** | Hémochromatose |
| **Hemoglobin in urine (hemoglobinuria)** | Hémoglobine dans l'urine (hémoglobinurie) |
| **Hemolytic anemia** | Anémie hémolytique |
| **Hemophilia** | Hémophilie |
| **Hemophiliac arthropathy** | Arthropathie hémophile |
| **Hemopneumothorax** | Hémopneumothorax |
| **Hemorrhagic brain infarction** | Infarctus cérébral hémorragique |
| **Hemorrhagic fever with renal syndrome (Korean hemorrhagic fever)** | Fièvre hémorragique avec syndrome rénal (fièvre hémorragique de Corée) |
| **Hemorrhoids** | Hémorroïdes |
| **Hemosiderosis** | Hémosidérose |
| **Hemothorax** | Hémothorax |
| **Hepatic echinococcosis** | Échinococcose hépatique |
| **Hepatic tuberculosis** | Tuberculose hépatique |
| **Hepatitis A** | Hépatite A |
| **Hepatitis B** | Hépatite B |
| **Hepatitis C** | Hépatite C |
| **Hepatitis D** | Hépatite D |
| **Hepatitis E** | Hépatite E |
| **Hepatocellular adenoma** | Adénome hépatocellulaire |
| **Hepatocellular carcinoma** | Carcinome hépatocellulaire |

| | |
|---|---|
| **Hepatorenal syndrome** | Syndrome hépato-rénal |
| **Hereditary ataxia** | Ataxie héréditaire |
| **Hereditary multiple exostoses** | Maladie des exostoses multiples |
| **Hermaphroditism** | Hermaphrodisme |
| **Hernia** | Hernie |
| **Hernia sack** | Sac herniaire |
| **Herpangina (mouth blisters)** | Herpangine |
| **Herpes simplex** | Herpès (infection herpétique) |
| **Herpes zoster** | Zona |
| **Hiatus hernia** | Hernie hiatale |
| **Hiccup** | Hoquet |
| **High arches (pes cavus)** | Pied creux |
| **High blood cholesterol (hyper-cholesterolemia)** | Cholésterol sanguin élevée (hypercho-lestérolémie) |
| **High blood pressure (hypertension)** | Pression artérielle élevée (hypertension artérielle) |
| **High blood sugar (hyperglicemia)** | Taux de sucre dans le sang élevé (hyperglycémie) |
| **Hip arthrosis** | Arthrose de hanche (coxarthrose) |
| **Hirschsprung's disease (congenital aganglionic megacolon)** | Maladie de Hirschsprung (mégacolôn) |
| **Hirsutism** | Hirsutisme |
| **Histoplasmosis (Darling's disease)** | Histoplasmose |
| **Hives (urticaria)** | Urticaire |
| **Hoarseness** | Enrouement |
| **Hodgkin's disease** | Maladie de Hodgkin |
| **Hoffa's disease** | Maladie de Hoffa |
| **Horseshoe kidney (renal fusion)** | Rein en fer à cheval |
| **Hot flushes** | Bouffée de chaleur |
| **Human bite** | Morsure humaine |
| **Human papilloma virus (HPV) infection** | Infection par le virus du papillome humain (VPH) |
| **Humeral neck fracture** | Fracture du col de l'humérus |
| **Hunchback** | Bossu |
| **Hunger** | Faim |
| **Huntington's chorea (Huntington's disease)** | Chorée de Huntington (maladie de Huntington) |
| **Hyaline membrane disease (infant respiratory distress syndrome)** | Maladie des membranes hyalines (détresse respiratoire néonatale) |
| **Hydremia** | Hydrémie |
| **Hydrocele** | Hydrocèle |
| **Hydrocephalus** | Hydrocéphalie |
| **Hydronephrosis** | Hydronéphrose |
| **Hydrops** | Hydrops |
| **Hydrothorax** | Hydrothorax |
| **Hygroma** | Hygroma |
| **Hyperactivity** | Hyperactivité |
| **Hypercalcemia** | Hypercalcémie |
| **Hyperinsulinism** | Hyperinsulinisme |
| **Hyperkalemia** | Hyperkaliémie |
| **Hyperparathyroi-dism** | Hyperparathyroïdie |
| **Hyperpituitarism** | Hyperpituitarisme |
| **Hyperthermia** | Hyperthermie |
| **Hyperthropic osteoarthropaty (Pierre Marie-Bamberger syndrome)** | Ostéo-arthropathie hypertrophiante de Pierre Marie (syndrome de Marie-Bamberger) |
| **Hyperthyroidism** | Hyperthyroïdie |
| **Hypertrophic cardiomyopathy** | Cardiomyopathie hypertrophique |
| **Hypertrophic pyloric stenosis** | Sténose hypertrophique du pylore |
| **Hypertrophy** | Hypertrophie |
| **Hyperuricemia** | Hyperuricémie |
| **Hyperventilation** | Hyperventilation |
| **Hypervitaminosis** | Hypervitaminose |
| **Hypervolemia (increased level of fluid in the blood)** | Hypervolémie (augmentation du volume de sang dans les vaisseaux) |
| **Hyphema** | Hyphème |
| **Hypoalbuminemia** | Hypoalbuminémie |
| **Hypocalcemia** | Hypocalcémie |
| **Hypochondria** | Hypocondrie |
| **Hypochromic anemia** | Anémie hypochrome |
| **Hypoglycemia** | Hypoglycémie |
| **Hypoinsulinism** | Hypoinsulinisme |
| **Hypokalemia** | Hypokaliémie |
| **Hypoparathyroi-dism** | Hypoparathyroïdie |
| **Hypopituitarism** | Hypopituitarisme |
| **Hypospadias** | Hypospadias |
| **Hypotension and syncope** | Hypotension et syncope |
| **Hypothermia** | Hypothermie |
| **Hypothyroidism** | Hypothyroïdie |
| **Hypotonia** | Hypotonie |
| **Hypovolemic shock** | Choc hypovolémique |
| **Hypoxia** | Hypoxie |
| **Hysteria** | Hystérie |
| **Idiopathic pulmonary fibrosis** | Fibrose pulmonaire idiopathique |
| **Ileus** | Iléus |
| **Iliotibial band friction syndrome** | Syndrome de la bandelette iliotibiale (syndrome de l'essuie glace) |
| **Imbecility** | Imbécillité |
| **Immunodeficiency** | Immunodéficience |
| **Impacted cerumen** | Bouchon de cérumen |

| | |
|---|---|
| **Impetigo** | Impétigo |
| **Impotency** | Impotence |
| **Inability to urinate** | Incapacité d'uriner |
| **Incomplete fracture** | Fracture incomplète |
| **Incontinence** | Incontinence |
| **Increased distance between two organs or parts of the body (hypertelorism)** | Élargissement de la distance des organes (hypertélorisme) |
| **Increased hair loss** | Perte de cheveux excessive |
| **Increased hairiness (hypertrichosis)** | Pilosité excessive (hypertrichose) |
| **Increased sensitivity to stimuli of the senses (hyperesthesia)** | Hypersensibilité aux stimuli extérieurs (hyperesthésie) |
| **Increased thirst senasation (polydipsia)** | Soif excessive (polydipsie) |
| **Indigestion** | Indigestion |
| **Infarct** | Infarctus |
| **Infected mosquito bite** | Piqûre de moustique infecté |
| **Infected tick bite** | Piqûre de tique infectée |
| **Infection** | Infection |
| **Infection of the bone or bone marrow (osteomyelitis)** | Infection osseuse ou de la moelle osseuse (ostéomyélite) |
| **Infectious arthritis (septic arthritis)** | Arthrite septique |
| **Infectious erythema (fifth disease)** | Érythème infectieux (cinquième maladie) |
| **Infectious mononucleosis (Pfeiffer's disease, kissing disease, glandular fever)** | Mononucléose infectieuse (maladie du baiser, maladie des amoureux) |
| **Infertility (sterility)** | Infertilité (stérilité) |
| **Infestation with head lice (pediculosis)** | Infestation par des poux (pédiculose) |
| **Infestation with intestinal parasitic warms (helminthiasis)** | Infestation par des vers parasites intestinaux (helminthiase) |
| **Infestation with pubic lice (phthiriasis)** | Infestation par des poux du pubic (phtiriase) |
| **Inflammation** | Inflammation |
| **Inflammation of the appendix (appendicitis)** | Inflammation de l'appendice iléo-caecal (appendicite) |
| **Inflammation of the arterial walls (arteritis)** | Inflammation des parois des artères (artérite) |
| **Inflammation of the brain (encephalitis)** | Inflammation du cerveau (encéphalite) |
| **Inflammation of the breast (mastitis)** | Inflammation de la mamelle (mastite) |

| | |
|---|---|
| **Inflammation of the bronchi (bronchitis)** | Inflammation des bronches des poumons (bronchite) |
| **Inflammation of the bronchioles (bronchiolitis)** | Inflammation des petites bronches (bronchiolite) |
| **Inflammation of the conjunctiva (conjunctivitis)** | Inflammation de la conjonctive (conjonctivite) |
| **Inflammation of the cornea (keratitis)** | Inflammation de la cornée (kératite) |
| **Inflammation of the cornea and conjunctiva (kerato-conjunctivitis)** | Inflammation de la conjonctive et de la cornée (kératoconjonctivite) |
| **Inflammation of the endocardium (endocarditis)** | Inflammation de l'endocarde (endocardite) |
| **Inflammation of the endometrium (endometritis)** | Inflammation de l'endomètre (endométrite) |
| **Inflammation of the entheses (enthesitis)** | Inflammation de l'enthèse (enthésite) |
| **Inflammation of the epididymis (epididymitis)** | Inflammation de l'épididyme (épididymite) |
| **Inflammation of the epiglottis (epiglottitis)** | Inflammation de l'épiglotte (épiglottite) |
| **Inflammation of the fascia (fasciitis)** | Inflammation du fascia (fasciite) |
| **Inflammation of the gall bladder (cholecystitis)** | Inflammation de la vésicule biliaire (cholécystite) |
| **Inflammation of the glans penis (balanitis)** | Inflammation du gland du pénis (balanite) |
| **Inflammation of the gums (gingivitis)** | Inflammation de la gencive (gingivite) |
| **Inflammation of the heart muscle (myocarditis)** | Inflammation du myocarde (myocardite) |
| **Inflammation of the inner ear (labyrinthitis)** | Inflammation de l'oreille interne (labyrinthite, otite interne) |
| **Inflammation of the joint (arthritis)** | Inflammation des articulations (arthrite) |
| **Inflammation of the kidney (nephritis)** | Inflammation du rein (néphrite) |
| **Inflammation of the larynx (laryngitis)** | Inflammation du larynx (laryngite) |
| **Inflammation of the liver (hepatitis)** | Inflammation du foie (hépatite) |
| **Inflammation of the lung (pneumonia)** | Inflammation des poumons (pneumonie) |
| **Inflammation of the lymph node (lymphadenitis)** | Inflammation des ganglions (adénite, lymphadénite) |

| | |
|---|---|
| **Inflammation of the meninges (meningitis)** | Inflammation des méninges (méningite) |
| **Inflammation of the middle layer of the eye (uveitis)** | Inflammation de l'uvée (uvéite) |
| **Inflammation of the mouth mucous lining (stomatitis)** | Inflammation de la muqueuse buccale (stomatite) |
| **Inflammation of the muscles (myositis)** | Inflammation du tissu musculaire (myosite) |
| **Inflammation of the nerve (neuritis)** | Inflammation du nerf (névrite) |
| **Inflammation of the pancreas (pancreatitis)** | Inflammation du pancréas (pancréatite) |
| **Inflammation of the parametrium (parametritis)** | Inflammation du paramètre (paramétrite) |
| **Inflammation of the paranasal sinuses (sinusitis)** | Inflammation du sinus (sinusite) |
| **Inflammation of the pericardium (pericarditis)** | Inflammation du péricarde (péricardite) |
| **Inflammation of the peritoneum (peritonitis)** | Inflammation du péritoine (péritonite) |
| **Inflammation of the pleura (pleuritis)** | Inflammation de la plèvre (pleurésie) |
| **Inflammation of the prostate gland (prostatitis)** | Inflammation de la prostate (prostatite) |
| **Inflammation of the retina (retinitis)** | Inflammation de la rétine (rétinite) |
| **Inflammation of the salivary gland (sialadenitis)** | Inflammation des glandes salivaires (sialoadénite) |
| **Inflammation of the skin (dermatitis)** | Inflammaton de la peau (dermatite) |
| **Inflammation of the stomach lining (gastritis)** | Inflammation de la paroi de l'estomac (gastrite) |
| **Inflammation of the synovial fluid sac (bursitis)** | Inflammation de la bourse séreuse articulaire (hygroma, bursite) |
| **Inflammation of the synovial membrane (synovitis)** | Inflammation de la gaine synoviale (synovite) |
| **Inflammation of the synovium and tendon (tenosynovitis)** | Inflammation d'un tendon et de sa gaine synoviale (ténosynovite) |
| **Inflammation of the tendon (tendinitis, tendonitis)** | Inflammation d'un tendon (tendinite) |
| **Inflammation of the testes (orchitis)** | Inflammation des testicules (orchite) |
| **Inflammation of the thymus (thymitis)** | Inflammation du thymus |
| **Inflammation of the thyroid gland (thyroiditis)** | Inflammation de la glande thyroïde (thyroïdite) |
| **Inflammation of the tonsils (tonsillitis)** | Inflammation des tonsilles (tonsillite) |
| **Inflammation of the urethra (urethritis)** | Inflammation de l'urètre (urétrite) |
| **Inflammation of the urinary bladder (cystitis)** | Inflammation de la vessie (cystite) |
| **Inflammation of the vagina (vaginitis)** | Inflammation du vagin (vaginite) |
| **Inflammation of the vein (phlebitis)** | Inflammation des veines (phlébite) |
| **Inflammation of the vulva (vulvitis)** | Inflammation de la vulve (vulvite) |
| **Inflammation of the windpipe (tracheitis)** | Inflammation de la trachée (trachéite) |
| **Ingrown nail (onychocryptosis, unguis incarnatus)** | Ongle incarné (onychocryptose) |
| **Inguinal hernia** | Hernie inguinale |
| **Insecticide poisoning** | Empoisonnement au insecticide |
| **Insomnia** | Insomnie |
| **Intermittent claudication** | Claudication intermittente |
| **Internal bleeding** | Saignement interne (hémorragie interne) |
| **Interstitial lung disease** | Maladie pulmonaire interstitielle |
| **Interstitial nephritis** | Néphrite interstitielle |
| **Intestinal atresia** | Atrésie intestinale |
| **Intestinal tuberculosis** | Tuberculose intestinale |
| **Intracerebral hematoma** | Hématome intracérébral |
| **Intracerebral hemorrhage** | Hémorragie intracérébrale |
| **Intracranial hypertension** | Hypertension intra-crânienne |
| **Inverted nipple** | Téton ombiliqué |
| **Involuntary swearing (coprolalia)** | Tic de langage à dire des mots vulgaires (coprolalie) |
| **Ionising irradiation** | Irradiation ionisante |
| **Iridodialysis (coredialysis)** | Iridodialyse |
| **Iritis** | Iritis |
| **Iron deficiency anemia (sideropenic anemia)** | Anémie ferriprive |
| **Iron poisoning** | Empoisonnement au fer |
| **Irritable bowel syndrome (spastic colon)** | Côlon irritable (côlon spastique) |
| **Irritant contact dermatitis** | Dermite de contact irritative |

| | |
|---|---|
| **Irritated knee (jumper's knee, patellar tendinopathy)** | Genou du sauteur (tendinite rotulienne) |
| **Ischemia** | Ischémie |
| **Ischemic heart disease** | Ischémie myocardique |
| **Ischemic limbs** | Ischémie des membres |
| **Ischemic ulceration** | Ulcère ischémique |
| **Isosporiasis** | Isosporose |
| **Itching** | Prurit |
| **Jaundice (icterus)** | Ictère (jaunisse) |
| **Jellyfish sting burn** | Brûlure de méduse |
| **Joint contracture** | Contracture articulaire |
| **Joint distortion** | Distorsion articulaire |
| **Joint pain (arthralgia)** | Douleur articulaire (arthralgie) |
| **Joint stiffness** | Raideur articulaire |
| **Juvenile osteochondrosis** | Ostéochondrose juvénile |
| **Juvenile rheumatoid arthritis** | Arthrite chronique juvénile |
| **Kala-azar (black fever)** | Kala azar (fièvre noire) |
| **Kaposi's sarcoma** | Sarcome de Kaposi |
| **Kawasaki disease** | Maladie de Kawasaki |
| **Keloid** | Chéloïde |
| **Keratosis** | Kératose (kératodermie) |
| **Kernicterus** | Kernictère |
| **Kidney failure (renal insufficiency)** | Insuffisance rénale |
| **Kidney stone (nephrolithiasis)** | Calcul rénal (néphrolithiase, lithiase urinaire) |
| **Kidney transplatation** | Transplantation rénale |
| **Kienböck's disease** | Maladie de Kienböck |
| **Kleptomania** | Cleptomanie |
| **Knee arthrosis** | Arthrose du genou (gonarthrose) |
| **Knee dislocation (luxation of the knee)** | Luxation du genou |
| **Knock knees (genu valgum)** | Genou cagneux (genu valgum, genou en X) |
| **Knot (lump)** | Nodule |
| **Köhler disease** | Maladie de Köhler |
| **Koplik's spots** | Signe de Koplik |
| **Kuru** | Kuru |
| **Kussmaul breathing** | Respiration de type Kussmaul |
| **Kyphoscoliosis** | Cypho-scoliose |
| **Kyphosis** | Cyphose |
| **Laceration (tear)** | Lacération |
| **Lack of coordination of muscle movements (ataxia)** | Trouble de coordination des mouvements musculaires (ataxie) |
| **Lactose intolerance** | Intolérance au lactose |
| **Lambliasis (giardiasis)** | Lambliase (giardiase) |
| **Laryngospasm** | Laryngospasme |
| **Lassa fever** | Fièvre de Lassa |
| **Lazy eye (amblyopia)** | Mal-voyance (amblyopie) |
| **Lead poisoning** | Empoisonnement au plomb |
| **Leakage of cerebrospinal fluid through the ear** | Écoulement de liquide cérébrospinal par l'oreille (otoliquorrhée) |
| **Leakage of cerebrospinal fluid through the nose** | Écoulement de liquide cérébrospinal par le nez (rhinoliquorrhée) |
| **Learning disability** | Trouble de l'apprentissage |
| **Leg varicose veins** | Varices des membres inférieurs |
| **Legg-Calvé-Perthes disease** | Maladie de Legg-Calvé-Perthes (ostéochondrite primitive de hanche) |
| **Leiomyoma** | Léiomyome |
| **Leiomyosarcoma** | Leiomyosarcome |
| **Leishmaniasis** | Leishmaniose |
| **Leprosy** | Lèpre |
| **Leptospirosis** | Leptospirose |
| **Leukemia** | Leucémie |
| **Leukocytosis** | Leucocytose |
| **Leukodystrophy** | Leucodystrophie |
| **Leukoplakia** | Leucoplasie |
| **Leukorrhea** | Leucorrhée |
| **Lichen planus** | Lichen plan |
| **Ligament rupture (torn ligament)** | Rupture ligamentaire |
| **Ligament sprain** | Déchirure ligamentaire |
| **Limited joint mobility** | Mobilité atriculaire limitée |
| **Limping** | Boitillement |
| **Lipodystrophy** | Lipodystrophie |
| **Lipoma** | Lipome |
| **Liposarcoma** | Liposarcome |
| **Listeriosis** | Listériose |
| **Lithium poisoning** | Empoisonnement au lithium |
| **Little league elbow syndrome (LLE syndrome)** | Syndrome du tunnel cubital |
| **Liver abscess** | Abcès hépatique |
| **Liver cirrhosis** | Cirrhose hépatique |
| **Liver insufficiency** | Insuffisance hépatique |

| | |
|---|---|
| **Long-lasting painful erection (priapism)** | Érection persistente douloureuse (priapisme) |
| **Lordosis** | Lordose |
| **Loss of appetite** | Perte d'appétit |
| **Loss of half of a field of vision (hemianopsia)** | Perte de la vue dans une moitié du champ visuel (hémianopsie) |
| **Loss of language ability (aphasia)** | Perte d'habileté d'expression du langage (mutisme, aphasie) |
| **Loss of olfaction (anosmia)** | Perte de la sensibilité aux odeurs (anosmie) |
| **Loss of strenght (asthenia)** | Affaiblissement de l'organisme (asthénie) |
| **Loss of the sense of taste (ageusia)** | Perte du sens du goût (agueusie) |
| **Loss of the sense of touch** | Perte du sens du toucher |
| **Low back pain (lumbago, lumbo-sacral syndrome)** | Lombalgie |
| **Low blood pressure (hypotension)** | Baisse de la pression artérielle (hypotension artérielle) |
| **Low semen volume (oligospermia)** | Présence de spermatozoïdes en quantité faible (oligospermie) |
| **Luetic osteomyelitis** | Ostéomyélite syphilitique |
| **Lung abscess** | Abcès pulmonaire |
| **Lupus erythematosus** | Lupus érythémateux |
| **Luxating patella (trick knee, floating patella)** | Luxation de la rotule |
| **Lyme disease (lyme borreliosis)** | Maladie de Lyme |
| **Lymphangioma** | Lymphangiome |
| **Lymphangiosarcoma** | Lymphangiosarcome |
| **Lymphatic leukemia** | Leucémie lymphoïde |
| **Lymphedema** | Lymphoedème |
| **Lymphocytic choriomeningitis** | Chorioméningite lymphocytaire |
| **Lymphoma** | Lymphome |
| **Macular degeneration** | Dégénérescence maculaire |
| **Madelung's deformity** | Déformation de Madelung |
| **Malabsorption** | Malabsorption |
| **Malaria** | Malaria |
| **Malignant hypertension** | Hypertension artérielle maligne |
| **Malignant mixed tumor** | Tumeur mixte malin |
| **Malignant tumor (cancer)** | Tumeur maligne (cancer) |
| **Mandibular dislocation** | Luxation temporo-mandibulaire |
| **Mania** | Manie |
| **Marburg hemorrhagic fever** | Fièvre hémorragique de Marbourg |
| **Marfan syndrome** | Syndrome de Marfan |
| **Mastopathy** | Mastopathie |
| **McCune-Albright syndrome** | Syndrome de McCune-Albright |
| **Measles** | Rougeole (1re maladie) |
| **Mechanic icterus (bile duct obstruction)** | Ictère par obstruction des voies biliaires |
| **Mechanical injuries** | Lésions mécaniques |
| **Medication overdose** | Surdose du médicament |
| **Medullary carcinoma** | Carcinome médullaire |
| **Medulloblastoma** | Médulloblastome |
| **Megacolon** | Mégacolôn |
| **Megaloblastic anemia** | Anémie mégaloblastique |
| **Melanoma** | Mélanome |
| **Melasma (chloasma faciei)** | Chleuasme (chloasma) |
| **Melioidosis (Whitmore disease)** | Mélioïdose |
| **Memory loss** | Perte de mémoire |
| **Meniere's disease** | Maladie de Menière |
| **Meningioma** | Méningiome |
| **Meningocele** | Méningocèle |
| **Meningoencephalocele** | Méningoencphalocèle |
| **Meningomyelocele** | Myéloméningocèle |
| **Meniscal disease** | Meniscopathie |
| **Meniscus rupture (meniscus tear)** | Rupture du ménisque |
| **Menopause** | Ménopause |
| **Menstrual disorder** | Troubles du cycle menstruel |
| **Mental retardation** | Retard mental (handicap mental) |
| **Mercury poisoning** | Empoisonnement au mercure |
| **Mesothelioma** | Mésothéliome |
| **Metabolic acidosis** | Acidose métabolique |
| **Metal fume fever** | Fièvre des métaux |
| **Metastasis** | Métastase |
| **Metatarsalgia (Morton's neuroma)** | Métatarsalgie |
| **Meteoropathy** | Météoropathie |
| **Methanol poisoning** | Empoisonnement au méthanol |
| **Migraine** | Migraine |
| **Milia (milk spots)** | Milium (grutum, acné miliaire) |
| **Miliaria rubra (sweat rash)** | Miliarie rouge |
| **Mitral stenosis** | Sténose mitrale |

| | |
|---|---|
| **Mixed tumor** | Tumeur mixte |
| **Molluscum contagiosum** | Molluscum contagiosum |
| **Monocytic leukemia** | Leucémie monocytique |
| **Mood swing** | Saute d'humeur |
| **Morquio's syndrome (mucopolysacchari-dosis IV)** | Maladie de Morquio (mucopolysacchari-dose type IV) |
| **Motor neurone disease** | Maladie du motoneurone |
| **Movement ability** | Capacité de mouvement |
| **Movement disorder** | Trouble du mouvement |
| **Movement inability** | Incapacité de se mouvoir |
| **MRSA** | SARM |
| **Mucocele** | Mucocèle |
| **Mucopolysacchari-dosis** | Mucopolysacchari-dose |
| **Mucus in stool** | Mucus dans les selles |
| **Multiple sclerosis** | Sclérose en plaques |
| **Multiple system atrophy** | Atrophie multisystématisée |
| **Mumps (epidemic parotitis)** | Oreillons (parotidite virale) |
| **Murine typhus (endemic typhus)** | Typhus murin |
| **Muscle pain (myalgia)** | Douleur musculaire (myalgie) |
| **Muscle rupture** | Rupture musculaire |
| **Muscle strain (muscle pull)** | Déchirure musculaire (claquage) |
| **Muscle twitch (fasciculation)** | Fasciculation musculaire |
| **Muscular contracture** | Contracture musculaire |
| **Muscular cramp (spasm)** | Crampe musculaire (spasme) |
| **Muscular dystrophy** | Dystrophie musculaire |
| **Muscular fibrositis** | Fibrosite musculaire |
| **Muscular hypotonia** | Hypotonie musculaire |
| **Mushroom poisoning** | Empoisonnement par des champignons |
| **Myasthenia gravis** | Myasthénie grave |
| **Mycetoma** | Mycétome |
| **Mycosis** | Mycose |
| **Myelodysplastic syndrome** | Syndrome myélodysplasique |
| **Myeloid leukemia** | Leucémie myéloïde |
| **Myoblastoma** | Rhabdomyome granocellulaire |
| **Myoclonic twitches (myoclonus)** | Myoclonie |
| **Myogelosis** | Myogélose |
| **Myoma** | Myome |
| **Myosarcoma** | Myosarcome |
| **Myositis ossificans** | Myosite ossifiante |
| **Myositis ossificans progressiva** | Myosite ossifiante progressive |
| **Myxedema** | Myxoedème |
| **Myxoma** | Myxome |
| **Myxosarcoma** | Myxosarcome |
| **Nail biting (onychophagia)** | Se ronger les ongles (onychophagie) |
| **Narcolepsy** | Narcolepsie (maladie de Gélineau) |
| **Nasal congestion (stuffy nose)** | Congestion nasale |
| **Nasal polyp** | Polype nasal |
| **Nasal secretion (mucus)** | Mucus nasal |
| **Nasal septum deviation** | Déviation du septum nasal |
| **Natural death** | Mort naturelle |
| **Nausea** | Nausée |
| **Neck myalgia** | Myalgie cervicale |
| **Neck varicose veins** | Varice dans le cou |
| **Necrosis** | Nécrose |
| **Necrotizing fasciitis** | Fasciite nécrosante |
| **Neonatal jaundice** | Ictère néonatal |
| **Nephrosis** | Néphrose |
| **Nephrotic syndrome** | Syndrome néphrotique |
| **Nerve compression (pinched nerve)** | Compression du nerf |
| **Nerve lesion** | Lésion du nerf |
| **Neuralgia** | Névralgie |
| **Neurasthenia** | Neurasthénie |
| **Neurinoma** | Neurinome |
| **Neuroblastoma** | Neuroblastome |
| **Neuroborreliosis** | Neuroborréliose |
| **Neurofibromatosis type 1 (Von Recklinghausen's disease)** | Neurofibromatose de type 1 (maladie de Von Recklinghausen) |
| **Neurogenic shock** | Choc neurogénique |
| **Neuroma** | Neurome |
| **Neuropathy** | Neuropathie |
| **Neurosis** | Névrose (neurose) |
| **Night blindness (nyctalopia)** | Cécité nocturne (héméralopie) |
| **Night sweats** | Sueurs nocturnes |
| **Nocturnal leg cramps** | Crampes nocturnes des jambes |
| **Nodular goiter** | Goitre multinodulaire |
| **Non-Hodgkin's lymphoma** | Lymphome non-Hodgkinien |
| **Non-ionising irradiation** | Irradiation non-ionisante |
| **Nonpassage of urine** | Arrêt de la sécrétion d'urine |
| **Nose bleeding (epistaxis)** | Saignement de nez (épistaxis) |
| **Nuchal rigidity (stiff neck)** | Raideur de nuque (raideur méningée) |

| | |
|---|---|
| **Numbness in limbs** | Engourdissements dans les membres (paresthésie) |
| **Nummular dermatitis** | Dermatite nummulaire |
| **Nystagmus** | Nystagmus |
| **Obesity** | Obésité |
| **Oblique fracture** | Fracture oblique |
| **Obstructive lesion of the small intestine** | Lésion obstructive de l'intestin grêle |
| **Obstructive shock** | Choc obstructive |
| **Occipital neuralgia (Arnold's neuralgia)** | Nèvralgie occipitale |
| **Occupational disease** | Maladie professionnelle |
| **Oligodendroglioma** | Oligodendrocytome |
| **Oligomenorrhea** | Oligoménorrhée |
| **Onchocerciasis (river blindness)** | Onchocercose (cécité des rivières) |
| **Open fracture (compound fracture)** | Fracture ouverte |
| **Optic nerve edema** | Oedème du nerf optique |
| **Orbital cellulitis** | Cellulite orbitale |
| **Oroya fever (Carrion's disease)** | Fièvre d'Oroya (maladie de Carrion) |
| **Osgood-Schlatter disease (rugby knee)** | Maladie d'Osgood-Schlatter |
| **Osteitis fibrosa cystica** | Ostéite fibrokystique |
| **Osteochondroma** | Ostéochondrome |
| **Osteogenesis imperfecta (brittle bone disease)** | Ostéogenèse imparfaite |
| **Osteoma** | Ostéome |
| **Osteomalacia** | Ostéomalacie |
| **Osteopetrosis (marble bone disease)** | Ostéopétrose (os de marbre) |
| **Osteoporosis** | Ostéoporose |
| **Osteosarcoma** | Ostéosarcome |
| **Osteosclerosis** | Ostéosclérose |
| **Ovarian cyst** | Kyste ovarien |
| **Ovulation pain (mittelschmerz)** | Douleurs ovulatoires (mittelschmerz) |
| **Paget's disease** | Maladie de Paget |
| **Pain** | Douleur |
| **Pain syndrome** | Syndrome de douleur |
| **Painful menstruation (dysmenorrhea)** | Règle douloureuse (dysménorrhée) |
| **Painful sexual intercourse (dyspareunia)** | Douleur lors du rapport sexuel (dyspareunie) |
| **Painful swallowing (odynophagia)** | Déglutition douloureuse (odynophagie) |

| | |
|---|---|
| **Painful urination (strangury)** | Urination douloureuse (strangurie) |
| **Paleness (pallor)** | Pâleur |
| **Palpitation** | Palpitation |
| **Pancreatic cyst** | Kyste du pancréas |
| **Pancreatic lipomatosis** | Lipomatose du pancréas |
| **Panic attack** | Crise de panique |
| **Panner's disease** | Maladie de Panner |
| **Papillary carcinoma** | Carcinome papillaire |
| **Papilloma** | Papillome |
| **Pappataci fever (phlebotomus fever, sandfly fever)** | Fièvre pappataci (fièvre à phlébotomes) |
| **Paracetamol poisoning** | Intoxication par le paracétamol |
| **Paracoccidioidomycosis (Brazilian blastomycosis)** | Paracoccidioidose brésilienne |
| **Paragonimiasis** | Paragonimiase humaine |
| **Paralysis** | Paralysie |
| **Paralysis of all limbs and torso (quadriplegia, tetraplegia)** | Paralysie des quatre membres (tétraplégie) |
| **Paralysis of lower extremities (paraplegia)** | Paralysie des membres inférieurs (paraplégie) |
| **Paralysis of one half of a body (hemiplegia)** | Paralysie de la moitié du corps (hémiplégie) |
| **Paralysis of symmetrical parts of the body (diplegia)** | Paralysie des régions symétriques du corps (diplégie) |
| **Paranoia** | Paranoïa |
| **Parasitic disease (parasitosis)** | Maladie parasitique (parasitose) |
| **Paratyphoid fever** | Fièvre paratyphoïde |
| **Paresis** | Parésie |
| **Parkinson's disease** | Maladie de Parkinson |
| **Paronychia** | Paronychie |
| **Partial dislocation (subluxation)** | Luxation incomplète (subluxation) |
| **Passage of large volumes of urine (polyuria)** | Sécrétion d'urine en quantité abondante (polyurie) |
| **Passing gas (flatulence, farting)** | Pet (flatulence, vesse) |
| **Patau syndrome (trisomy 13)** | Syndrome de Patau (trisomie 13) |
| **Patent ductus arteriosus (persistent ductus arteriosus)** | Persistance du canal artériel |
| **Pectus excavatum** | Thorax en entonnoir (pectus excavatum) |
| **Pellegrini-Stieda disease** | Maladie de Pellegrini-Stieda |

| | |
|---|---|
| **Pelvic inflammatory disease** | Maladie pelvienne inflammatoire |
| **Pemphigus** | Pemphigus |
| **Perforated eardrum (tympanorrhexis)** | Perforation du tympan |
| **Perforated ulcer** | Perforation d'ulcère |
| **Perianal abscess** | Abcès périanal |
| **Pericardial carcinosis** | Carcinose péricardique |
| **Pericardial effusion (hydropericard)** | Épanchement péricardique |
| **Pericardial tamponade (cardiac tamponade)** | Tamponnade cardiaque |
| **Perinephric abscess** | Abcès périnéphrique |
| **Periodic breathing (Cheyne-Stokes respiration)** | Respiration Cheynes-Stokes |
| **Periodontitis** | Parodontite |
| **Peripheral nerve lesion** | Lésion du nerf périphérique |
| **Peritoneal carcinosis** | Carcinose péritonéale |
| **Pernicious anemia** | Anémie pernicieuse |
| **Personality changes** | Changements de personnalité |
| **Personality disorder** | Trouble de la personnalité |
| **Pes calcaneus** | Pied calcanéus |
| **Pes valgus** | Pied valgus |
| **Petechia** | Pétéchie |
| **Peyronie's disease (induratio penis plastica)** | Maladie de La Peyronie |
| **Phantom pain** | Douleur du membre fantôme |
| **Phenylketonuria** | Phénylcétonurie |
| **Pheochromocytoma** | Phéochromocytome |
| **Phimosis** | Phimosis |
| **Phlebothrombosis** | Phlébothrombose |
| **Phlegmon** | Phlegmon |
| **Phobia** | Phobie |
| **Photophobia (fear of light)** | Photophobie (crainte de la lumière) |
| **Pig flu (swine influenza, influenzavirus A subtype H1N1)** | Gripe porcine |
| **Pigeon chest (pectus carinatum)** | Pectus carinatum |
| **Pilonidal cyst** | Kyste pilonidal |
| **Pinta** | Pinta |
| **Plague (pest)** | Peste |
| **Plantar fasciitis** | Fasciite plantaire |
| **Plasmacytoma (multiple myeloma)** | Plasmocytome (myélome multiple) |
| **Pleural carcinosis** | Carcinose pleurale |
| **Pneumoconiosis** | Pneumoconiose |
| **Pneumocystis pneumonia (pneumocystosis)** | Pneumocystose |

| | |
|---|---|
| **Pneumothorax** | Pneumothorax |
| **Poisoning (toxication)** | Empoisonnement (toxicité) |
| **Poliomyelitis(polio, infantile paralysis)** | Poliomyélite (polio, paralysie spinale infantile) |
| **Pollen allergy** | Allergie au pollen |
| **Polycystic kidney disease** | Rein polykystique |
| **Polycythemia** | Polycythémie |
| **Polydactyly** | Polydactylie |
| **Polymyalgia rheumatica** | Polymyalgia rheumatica |
| **Polymyositis** | Polymyosite |
| **Polyp** | Polype |
| **Popliteus syndrome** | Syndrome poplité douloureux |
| **Porphyria** | Porphyrie |
| **Portal hypertension** | Hypertension portale |
| **Post-necrotic cirrhosis** | Cirrhose postnecrotique |
| **Post-thrombotic syndrome** | Syndrome post-thrombotique |
| **Post-traumatic headache** | Céphalée post-traumatique |
| **Posterior ankle impingement syndrome** | Conflit postérieur de la cheville |
| **Posttraumatic stress disorder** | Trouble de stress post-traumatique |
| **Postural back pain** | Lombalgie posturale |
| **Postural edema** | Oedème postural |
| **Precocious puberty (premature puberty)** | Puberté précoce |
| **Preiser disease** | Maladie de Preiser |
| **Premature ejaculation** | Éjaculation précoce |
| **Premature sexual development of the opposite sex** | Développement sexuel prématuré du sexe opposé |
| **Premature sexual development of the same sex** | Développement sexuel prématuré du même sexe |
| **Premenstrual syndrome (PMS)** | Syndrome prémenstruel (SPM) |
| **Primary amoebic meningoencephalitis** | Méningo-encéphalite amibienne primaire |
| **Prinzmetal's angina** | Angine de Prinzmetal |
| **Proctitis** | Proctite |
| **Productive cough** | Toux productive |
| **Progressive muscular dystrophy** | Dystrophie musculaire progressive |
| **Prostate cancer** | Cancer de la prostate |
| **Prostate carcinoma** | Carcinome de la prostate |
| **Proteinuria (presence of proteins in urine)** | Protéinurie (excès de protéines dans l'urine) |

| | |
|---|---|
| **Pseudoepitheliomatous hyperplasia** | Hyperplasie pseudo-épithéliomateuse |
| **Psittacosis (parrot fever)** | Psittacose |
| **Psoriasis** | Psoriasis |
| **Psoriatic arthritis** | Arthrite psoriatique |
| **Psychic changes** | Changements psychiques |
| **Psychoneurosis** | Psychonévrose |
| **Psychopathy** | Psychopathie |
| **Psychosis** | Psychose |
| **Pulmonary alveolar proteinosis** | Protéinose alvéolaire pulmonaire |
| **Pulmonary atelectasis** | Atélectasie pulmonaire |
| **Pulmonary congestion** | Congestion pulmonaire |
| **Pulmonary echinococcosis** | Échinococcose pulmonaire |
| **Pulmonary edema** | Oedème pulmonaire |
| **Pulmonary embolism** | Embolie pulmonaire |
| **Pulmonary heart disease** | Coeur pulmonaire |
| **Pulmonary hypertension** | Hypertension artérielle pulmonaire |
| **Pulmonary hypoplasia** | Hypoplasie pulmonaire |
| **Pulmonary infarction** | Infarctus pulmonaire |
| **Pulmonary tuberculosis** | Tuberculose pulmonaire |
| **Pulmonary valve stenosis** | Sténose de la valve pulmonaire |
| **Pulsing pain** | Douleur pulsatile |
| **Purpura** | Purpura |
| **Pus** | Pus |
| **Pus in sputum** | Crachat purulent |
| **Pus in urine (pyuria)** | Présence de pus dans l'urine (pyurie) |
| **Pustule** | Pustule |
| **Pyelonephritis (kidney infection)** | Pyélonéphrite (infection bactérienne des voies urinaires hautes) |
| **Pyloric stenosis** | Sténose du pylore |
| **Pylorospasm** | Spasme du pylore |
| **Pyonephrosis** | Pyonéphrose (pus dans le rein) |
| **Pyromania** | Pyromanie |
| **Q fever** | Fièvre Q |
| **Quinsy (peritonsillar abscess)** | Abcès périamygdalien |
| **Rabies** | Rage |
| **Radial head fracture (radial capitulum fracture)** | Fracture de la tête radiale |
| **Radiation poisoning** | Empoisonnement par radiations |
| **Radioactive irradiation** | Irradiation par rayons radioactifs (contamination radioactive) |
| **Radioulnar synostosis** | Synostose radio-ulnaire |
| **Radius fracture** | Fracture du radius |
| **Rapid breathing (tachypnea)** | Respiration accélérée (tachypnée) |
| **Rash (eruption, eczema)** | Rash (eczéma) |
| **Rat bite** | Morsure de rat |
| **Rat-bite fever** | Fièvre de la morsure de rat |
| **Raynaud's disease** | Maladie de Raynaud |
| **Reactive arthritis (Reiter's syndrome)** | Arthrite réactive (syndrome de Reiter) |
| **Rectal prolapse** | Prolapsus rectal |
| **Red colored stool** | Selles rouges |
| **Red urine** | Urine rouge |
| **Redness of the skin (erythema)** | Érythème (rougeur de la peau) |
| **Refracturing (repeated fracture)** | Fracture répétée |
| **Relapsing fever** | Fièvre récurrente |
| **Renal agenesis** | Agénésie rénale |
| **Renal cell carcinoma (hypernephroma)** | Carcinome à cellules rénales |
| **Renal colic** | Colique néphrétique |
| **Renal cyst** | Kyste rénal |
| **Renal rickets** | Rachitisme rénal |
| **Renal tuberculosis** | Tuberculose rénale |
| **Renal tubular acidosis** | Acidose tubulaire rénale |
| **Renovacsular hypertension** | Hypertension rénovasculaire |
| **Repetitive strain injury (cumulative trauma disorder)** | Lésion due à un surmenage répétitif |
| **Respiratory alkalosis** | Alcalose respiratoire |
| **Respiratory distress syndrome** | Syndrome de détresse respiratoire |
| **Restrictive cardiomyopathy** | Cardiomyopathie restrictive |
| **Reticuloendothelial sarcoma** | Sarcome réticuloendothélial |
| **Retinal ablation (retinal detachment)** | Décollement de la rétine |
| **Retinal artery occlusion** | Occlusion de l'artère de la rétine |
| **Retinal degeneration** | Dégénérescence de la rétine |
| **Retinitis pigmentosa (retinal pigment epithelium dystrophy)** | Rétinite pigmentaire |

| | |
|---|---|
| **Retinopathy of prematurity (retrolental fibroplasia)** | Rétinopathie du prématuré |
| **Retroperitoneal fibrosis (Ormond's disease)** | Fibrose rétropéritonéale (maladie d'Ormond) |
| **Retroverted uterus** | Utérus rétroversé |
| **Reye's syndrome** | Syndrome de Reye |
| **Rh incompatibility (hemolytic disease of the newborn)** | Maladie hémolytique du nouveau-né |
| **Rhabdomyoma** | Rhabdomyome |
| **Rhabdomyosarcoma** | Rhabdomyosarcome |
| **Rheumatic fever** | Rhumatisme articulaire aigu (maladie de Bouillaud) |
| **Rheumatic heart disease** | Cardite rhumatismale |
| **Rheumatoid arthritis** | Arthrite rhumatoïde |
| **Rhinitis** | Rhinite |
| **Rickets (rachitis)** | Rachitisme |
| **Rickettsiosis** | Rickettsiose |
| **Riedel's thyroiditis** | Thyroïdite de Riedel |
| **Rift Valley fever** | Fièvre de la vallée du Rift |
| **Ringing in ears (tinnitus)** | Acouphène |
| **Rosacea** | Rosacée (couperose) |
| **Rotator cuff rupture (rotator cuff tear)** | Rupture de la coiffe des rotateurs |
| **Rotten tooth** | Dent pourri |
| **Runny nose (rinorrhea)** | Écoulement par le nez (rhinorhée) |
| **Rupture** | Rupture |
| **Rupture of urinary bladder** | Rupture de la vessie |
| **Ruptured spleen** | Rupture de la rate |
| **Salicylate poisoning** | Empoisonnement au salicylate |
| **Salmonellosis** | Salmonellose |
| **Sarcoidosis (sarcoid, Besnier-Boeck disease)** | Sarcoïdose (maladie de Besnier-Boeck-Schaumann) |
| **Sarcoma** | Sarcome |
| **Sarcomatoid mesothelioma** | Mésothéliome sarcomatoïde |
| **Sarcopenia** | Sarcopénie |
| **Scabies (the itch)** | Gale (mal de Sainte-Marie) |
| **Scar** | Cicatrice |
| **Scarlet fever** | Scarlatine (fièvre écarlate) |
| **Schistosomiasis (snail fever)** | Schistosomiase (bilharziose) |
| **Schizophrenia** | Schizophrénie |
| **Sciatica** | Sciatique |
| **Scleroderma** | Sclérodermie |
| **Sclerosing adenosis** | Adénose sclérosante |
| **Scoliosis** | Scoliose |
| **Scorpion sting** | Piqûre de scorpion |
| **Scotoma** | Scotome |
| **Scratch** | Égratignure |
| **Scrub typhus (Japanese river fever, Tsutsugamushi fever)** | Fièvre fluviale du Japon (typhus à chiques) |
| **Scurvy** | Scorbut |
| **Seasickness** | Mal de mer |
| **Sebaceous cyst (wen)** | Kyste sébacé |
| **Seborrhea** | Séborrhée |
| **Seborrheic keratosis** | Kératose séborrhéïque |
| **Secondary hypertension (inessential hypertension)** | Hypertension secondaire |
| **Self-harm** | Automutilation |
| **Semicoma** | Semi-coma |
| **Sensation of fear** | Sensation de peur |
| **Sensitivity to pain (algesia)** | Sensibilité à la douleur (algésie) |
| **Separated shoulder (acromioclavicular dislocation)** | Luxation acromio-claviculaire |
| **Sepsis** | Sepsis |
| **Septic shock** | Choc septique |
| **Septicemia** | Septicémie |
| **Sever's disease** | Maladie de Sever |
| **Severe acute respiratory syndrome (SARS)** | Syndrome respiratoire aigu sévère (SRAS) |
| **Sexual addiction** | Sexualité compulsive |
| **Sexual differentiation disorder** | Trouble de la différenciation sexuelle |
| **Sexually transmitted disease** | Maladie vénérienne |
| **Shallow breathing** | Respiration superficielle |
| **Sharp pain** | Douleur tranchante |
| **Shedding of the skin (desquamation)** | Desquamation |
| **Shellfish poisoning** | Intoxication par des coquillages |
| **Shigellosis (bacillary dysentery)** | Shigellose |
| **Shin splints** | Périostite tibiale |
| **Shivering** | Frissonnement |
| **Shock** | Choc |
| **Shortness of breath (dyspnea)** | Difficulté respiratoire (dyspnée) |
| **Shortsightedness (myopia)** | Myopie |
| **Shoulder arthrosis** | Arthrose de l'épaule |

| | |
|---|---|
| **Shoulder impingement syndrome (subacromial impingement syndrome)** | Syndrome du conflit sous-acromial |
| **Shuffling gait** | Démarche traînante |
| **Sickle-cell disease (sickle-cell anemia)** | Drépanocytose (anémie à cellules falciformes) |
| **Siderosis** | Sidérose |
| **Sight disorder** | Trouble de la vue |
| **Silicosis** | Silicose |
| **Silo-filler's disease** | Maladie des ouvriers des silos |
| **Simple bone fracture** | Fracture simple |
| **Sinus headache** | Douleur des sinus (sinusite) |
| **Sister Mary Joseph nodule** | Nodule de Soeur Marie Joseph (métastase cutanée ombilicale) |
| **Sjögren's syndrome** | Syndrome de Sjögren |
| **Skin color changes** | Changements de couleur de la peau |
| **Sleep apnea** | Apnée du sommeil |
| **Sleeping disorder** | Trouble du sommeil |
| **Sleepwalking (somnambulism)** | Somnabulisme |
| **Slow basal metabolism** | Métabolisme basal diminué |
| **Slow breathing rate (bradypnea)** | Respiration ralentie (bradypnée) |
| **Slow psychophysiological responses** | Réponses psychophysiologi-ques lentes |
| **Slow pulse rate (bradycardia)** | Rythme cardiaque bas (bradycardie) |
| **Small intestine diverticulum** | Diverticule de Meckel |
| **Small pupils** | Pupilles diminuées |
| **Smallpox** | Variole (petite vérole) |
| **Snake bite** | Morsure de vipère |
| **Sneezing** | Éternuement |
| **Sniffing (sniffle)** | Renifler |
| **Soft fibroma (fibroma molle, acrochordon)** | Molluscum pendulum (acrochordon) |
| **Somnolence** | Somnolence |
| **Sopor** | Sopor |
| **Sore throat (inflammation of the throat, pharyngitis)** | Mal à la gorge (inflammattion du pharinx, pharingite) |
| **Spanish flu** | Grippe espagnole |
| **Spasm (cramp)** | Spasme (crampe) |
| **Spastic arching position (opisthotonus)** | Contracture sur les muscles extenseurs de sorte que le corps est incurvé en arrière (opisthotonos) |
| **Speech difficulty (dysphasia)** | Trouble de l'apprentissage du langage (dysphasie) |
| **Spermatocele** | Spermatocèle |
| **Spider angioma (spider nevus)** | Angiome stellaire |
| **Spider bite** | Piqûre d'araignée |
| **Spina bifida** | Spina bifida |
| **Spinal deformity** | Difformité spinale |
| **Spinal disc herniation** | Hernie discale |
| **Spinal shock** | Choc spinal |
| **Spiral fracture** | Fracture en spirale |
| **Splenomegaly** | Splénomégalie |
| **Split foot (lobster claw foot, ectrodactyly)** | Pince de homard (aplasie digitale, ectrodactylie) |
| **Spondylitis** | Spondilite |
| **Spondylolisthesis** | Spondylolisthésis |
| **Spondylosis** | Spondylose |
| **Spontaneous fractures** | Fractures spontanées |
| **Sporotrichosis** | Sporotrichose |
| **Sports injury** | Blessure de sportif |
| **Sprengel's deformity** | Anomalie de Sprengel |
| **Squamous cell carcinoma (planocellular carcinoma)** | Carcinome spinocellulaire |
| **Stab wound** | Coup de couteau |
| **Staphylococcal food poisoning** | Intoxication alimentaire staphylococcique |
| **Starvation** | Famine |
| **Stenosis of pulmonary artery** | Sténose de l'artère pulmonaire |
| **Stiffness** | Raideur |
| **Stomach cancer (gastric cancer)** | Cancer de l'estomac |
| **Stomach growling (borborygmus)** | Gargouillements (borborygme) |
| **Strabismus** | Strabisme |
| **Strain (sprain, pull)** | Déchirure |
| **Strangulation** | Strangulation (étranglement) |
| **Streptococcal pharyngitis** | Pharyngite streptococcique |
| **Stress fracture** | Fracture de fatigue |
| **Stress urinary incontinence** | Incontinence urinarie d'effort |
| **Stroke (cerebrovascular accident)** | Attaque cérébrale (accident vasculaire cérébral) |
| **Stupor** | Stupeur |
| **Stye (chalazion)** | Chalazion |

| | |
|---|---|
| **Subarachnoid hemorrhage** | Hémorragie sous arachnoïdienne |
| **Subcutaneous emphysema** | Emphisème sous-cutané |
| **Subdural hematoma** | Hématome subdural |
| **Subdural hemorrhage** | Subdural hemorrhage |
| **Sudden infant death syndrome (crib death, cot death)** | Syndrome de mort subite du nourrisson |
| **Sudeck's atrophy** | Atrophie de Sudeck |
| **Sunstroke (heat stroke)** | Coup de soleil (insolation) |
| **Supracondylar femoral fracture** | Fracture supracondylienne du fémur |
| **Supracondylar humerus fracture** | Fracture supracondylienne de l'humérus |
| **Supramaleolar fracture of tibia and fibula** | Fracture tibia péroné sus-malléolaire |
| **Surgical shock (postoperative shock)** | Choc post-opératoire |
| **Suspension of external breathing (apnea)** | Arrêt respiratoire (apnée) |
| **Sweating** | Sudation |
| **Swelling** | Gonflement (enflure) |
| **Swimmer's knee** | Syndrome du brasseur aux genoux |
| **Syncope** | Syncope |
| **Syndactyly** | Syndactylie |
| **Synovial sarcoma** | Sarcome synovial |
| **Synovioma** | Synoviome |
| **Syphilis** | Syphilis (vérole) |
| **Syringomyelia** | Syringomyélie |
| **Tachycardia** | Tachycardie |
| **Tarsal tunnel syndrome** | Syndrome du canal tarsien |
| **Tendinosis (chronic tendon injury)** | Tendinose |
| **Tendinous fibrositis** | Fibrosite du tendon |
| **Tendon rupture (torn tendon)** | Rupture du tendon |
| **Tendon strain** | Déchirure au tendon |
| **Tennis elbow** | Épicondylite latérale |
| **Tension headache** | Céphalée de tension |
| **Teratocarcinoma** | Tératocarcinome |
| **Teratoma** | Tératome |
| **Testicular dysgenesis** | Dysgénésie testiculaire |
| **Testicular torsion** | Torsion testiculaire |
| **Tetanus** | Tétanos |
| **Tetany** | Tétanie |
| **Tetralogy of Fallot** | Tétralogie de Fallot |
| **Thalassemia** | Thalassémie |
| **Thallium poisoning** | Empoisonnement au thallium |
| **Thermal injuries** | Lésions thermiques |
| **Thermal wound** | Blessure thermique |
| **Thermonuclear injuries** | Lésions provoquées par une explosion thermonucléaire |
| **Thirst** | Soif |
| **Thoracic aortic aneurysm** | Anévrisme aortique thoracique |
| **Thoracic outlet syndrome** | Syndrome de traversée thoraco-cervico-brachiale |
| **Thrombocytopenia** | Thrombocytopénie |
| **Thromboembolism** | Accident thromboembolique |
| **Thrombophlebitis** | Thrombophlébite |
| **Thrombosis** | Thrombose |
| **Thrombotic thrombocytopenic purpura** | Purpura thrombotique thrombocytopénique |
| **Thrush (oral candidiasis)** | Candidose orale |
| **Thumb joint arthritis** | Rhizarthrose |
| **Thyroglossal duct cyst** | Kyste du canal thyréoglosse |
| **Thyroid cyst** | Kyste thyroïdien |
| **Thyrotoxicosis** | Thyréotoxicose |
| **Tibia stress fracture** | Fracture de fatigue du tibia |
| **Tibialis posterior syndrome** | Syndrome tibial postérieur |
| **Tibialis posterior tendinitis** | Tendinopathie du tibial postérieur |
| **Tic** | Tic |
| **Tick-borne meningoencephalitis** | Méningoencéphalite à tique |
| **Tight hamstrings syndrome** | Hamstring syndrome |
| **'Tight shoes' sensation** | Sensation des chaussures très serré |
| **Tinea capitis (scalp ringworm)** | Teigne (tinea capitis) |
| **Tinea corporis** | Tinea corporis |
| **Tinea versicolor (pityriasis versicolor, haole rot)** | Pityriasis versicolor |
| **Tingling** | Fourmillement |
| **Tonic-clonic seizure** | Crise tonico-clonique |
| **Toothache** | Mal de dents |
| **Tourette's syndrome** | Syndrome de Tourette |
| **Toxocariasis** | Toxocarose |
| **Toxoplasmosis** | Toxoplasmose |
| **Trachoma** | Trachome |
| **Transitional cell carcinoma** | Carcinome à cellules de transition |
| **Transposition of aorta** | Transposition de l'aorte |
| **Transposition of pulmonary artery** | Transposition de l'artère pulmonaire |

| | |
|---|---|
| **Transposition of the great vessels** | Transposition des gros vaisseaux |
| **Transverse colon** | Côlon transverse |
| **Transverse fracture** | Fracture transversale |
| **Traumatic shock** | Choc traumatique |
| **Traveller's thrombosis (economy class syndrome)** | Thrombose du voyageur |
| **Tremor** | Tremblement |
| **Trichinosis (trichinellosis)** | Trichinose |
| **Trichomonas vaginalis** | Trichomonas vaginalis |
| **Trichomoniasis** | Trichomoniase |
| **Trifascicular block** | Bloc trifasciculaire |
| **Trigeminal neuralgia** | Névralgie du trijumeau (névralgie trigéminale) |
| **Trypanosomiasis** | Trypanosomiase |
| **Tuberculosis (TBC)** | Tuberculose |
| **Tuberculous arthritis** | Arthrite tuberculeuse |
| **Tuberculous lymphadenitis** | Lymphadénite tuberculeuse |
| **Tuberculous spondylitis (Pott disease)** | Mal de Pott (tuberculose vertébrale) |
| **Tubular adenoma** | Adénome tubulaire |
| **Tularemia (rabbit fever)** | Tularémie |
| **Tumor (tumour)** | Tumeur |
| **Tungiasis (nigua, pique)** | Sarcopsyllose |
| **Turner syndrome** | Syndrome de Turner |
| **Twinging pain** | Élancement |
| **Typhoid fever (typhoid)** | Fièvre typhoïde (typhus abdominal) |
| **Ulcer** | Ulcère |
| **Ulcerative colitis** | Colite ulcéreuse |
| **Umbilical hernia** | Hernie ombilicale |
| **Unclear urine (foggy urine)** | Urine opaque |
| **Unconsciousness** | Absence de la conscience |
| **Uncontrolled eye movement (opsoclonus)** | Mouvements involontaires anarchiques des globes oculaires (opsoclonus) |
| **Underfedness (malnutrition)** | Malnutrition |
| **Undescended testicle** | Absence de descente des testicules |
| **Unequal size of pupils (anisocoria)** | Différence de taille entres les pupilles (anisocorie) |
| **Upper and/or lower jaw fracture (broken upper/lower jaw)** | Fracture du maxillaire et/ou de la mandibule |

| | |
|---|---|
| **Upper respiratory tract infection** | Infection respiratoire haute |
| **Uremia (autointoxication due to kidney failure)** | Urémie (le taux de l'urée dans le sang) |
| **Ureteral stone (ureterolithiasis)** | Calcul dans l'uretère |
| **Urge to vomit** | Envie de vomir |
| **Urinary burning** | Brûlures à la miction |
| **Urinary incontinence** | Incontinence urinaire |
| **Urinary retention (ischuria)** | Rétention d'urine |
| **Urination disorder** | Trouble de la miction |
| **Urogenital neoplasm** | Tumeur du système uro-génital |
| **Urogenital tuberculosis** | Tuberculose urogénitale |
| **Uterine bleeding (metrorrhagia)** | Saignement de l'utérus (métrorragie) |
| **Uterine prolapse (fallen womb)** | Prolapsus de l'utérus |
| **Vaginal discharge** | Pertes vaginales |
| **Vaginal spasm (vaginismus)** | Spasme vaginal (vaginisme) |
| **Van Neck disease** | Maladie de Van Neck-Odelberg |
| **Varicocele** | Varicocèle |
| **Varicose veins** | Varices |
| **Vasomotor rhinitis** | Rhinite vasomotrice |
| **Venous bleeding** | Saignement veineux |
| **Venous thrombosis** | Thrombose veineuse |
| **Venous ulcer (varicose ulcer)** | Ulcère veineux |
| **Ventricular fibrillation** | Fibrillation ventriculaire |
| **Ventricular hypertrophy** | Hypertrophie ventriculaire |
| **Ventricular septal defect** | Communication inter-ventriculaire |
| **Vibration disease** | Maladie des vibrations |
| **Violent death** | Mort violente |
| **Viral conjuctivitis** | Conjonctivite virale |
| **Viral hemorrhagic fever** | Fièvre hémorragique virale |
| **Viral hepatitis** | Hépatite virale |
| **Viral infection** | Infection virale |
| **Viral pneumonia** | Pneumonie virale |
| **Vitamin A deficiency** | Carence en vitamine A |
| **Vitamin B1 deficiency** | Carence en vitamine B1 |
| **Vitamin B2 deficiency** | Carence en vitamine B2 |
| **Vitamin B3 deficiency** | Carence en vitamine B3 |
| **Vitamin B12 deficiency** | Carence en vitamine B12 |

| | |
|---|---|
| **Vitamin C deficiency** | Carence en vitamine C |
| **Vitamin D deficiency** | Carence en vitamine D |
| **Vitamin deficiency** | Carence en vitamine |
| **Vitamin K deficiency** | Carence en vitamine K |
| **Vitiligo** | Vitiligo |
| **Vocal chords polyp** | Polype des cordes vocales |
| **Voice changes** | Changements de voix |
| **Volkmann's ischemic contracture** | Syndrome de Volkmann |
| **Vomiting** | Vomissement |
| **Vomiting of blood (hematemesis)** | Vomissement de sang (hématémèse) |
| **Vomiting without nausea (cerebral vomiting)** | Vomissement en fusée sans effort |
| **Warfare gases poisoning** | Intoxication par gaz de combat |
| **Warm sweaty palms** | Paumes des mains chaudes et humides |
| **Wart** | Verrue |
| **Watery eyes** | Yeux larmoyants |
| **Watery stool** | Selles aqueuses |
| **Weakness** | Faiblesse |
| **Weight loss (weight reduction)** | Amaigrissement |
| **West Nile fever** | Fièvre du Nil occidental |
| **Wet gangrene** | Gangrène humide |
| **Whipple's disease** | Maladie de Whipple |
| **Whitlow (felon)** | Panaris |
| **Whooping cough (pertussis)** | Coqueluche |
| **Wilm's tumor (nephroblastoma)** | Tumeur de Wilms (néphroblastome) |
| **Withdrawal** | Sevrage |
| **Wound (injury, lesion)** | Plaie |
| **Wrinkle** | Ride |
| **Wrist arthrosis** | Arthrose du poignet |
| **Wry neck (torticollis)** | Torticolis |
| **Xanthelasma** | Xanthelasma |
| **Xanthoma** | Xanthome |
| **Yawn** | Bâillement |
| **Yaws (pian)** | Pian |
| **Yellow fever** | Fièvre jaune |
| **Yellow stool** | Selles jaunes |
| **Yolk sac tumor (endodermal sinus tumor)** | Tumeur du sac vitellin |
| **Zika fever** | Fièvre Zika |
| **Zoonosis** | Zoonose |

| PHARMACY | PHARMACIE |
|---|---|
| **Activated carbon** | Charbon actif |
| **Adrenaline** | Adrénaline |
| **Aerosol** | Aérosol |
| **After meal** | Après-repas |
| **Alcohol** | Alkohol |
| **Almond oil** | Huile d'amande |
| **Aminophylline** | Aminophylline |
| **Ampicillin** | Ampicilline |
| **Ampoule** | Ampoule |
| **Analgesic (painkiller)** | Analgésique |
| **Anesthetic** | Anesthésique |
| **Antacid** | Antiacide |
| **Anti-diabetic drug** | Médicament antidiabétique |
| **Anti-inflammatory** | Anti-inflammatoire |
| **Anti-obesity medication** | Médicament anti-obésité |
| **Antialcoholic drug** | Médicament contre la dépendance à l'alcool |
| **Antiallergic drug** | Antiallergique |
| **Antianemic** | Médicament antianémique |
| **Antiarrhythmic agent** | Agent antiarythmique |
| **Antibiotic** | Antibiotique |
| **Anticoagulant** | Anticoagulant |
| **Anticonvulsant** | Antiépileptique (anticonvulsivant) |
| **Antidepressant** | Antidépresseur |
| **Antidiarrhoeal drug** | Médicament antidiarrhéique |
| **Antidote** | Antidote |
| **Antiemetic and motion sickness drug** | Antiémétique |
| **Antihelminthic** | Antihelminthique |
| **Antihemorrhagic (hemostatic)** | Hémostatique |
| **Antihistamine** | Antihistaminique |
| **Antihypertensive drug** | Antihypertenseur |
| **Antimalarial drug** | Antimalarique |
| **Antimycotic** | Antimycosique |
| **Antioxidant** | Antioxydant |
| **Antiperspirant** | Déodorant |
| **Antiprotozoal agent** | Médicament antiprotozoal |
| **Antipsychotic** | Antipsychotique |
| **Antipyretic** | Antipyrétique |
| **Antirheumatic drug** | Médicament antirhumatismal |
| **Antiseptic** | Antiseptique |
| **Antiserum** | Antisérum |
| **Antitoxin** | Antitoxine |
| **Antitubercular agent** | Antituberculeux |
| **Antiviral drug** | Médicament antiviral |

| | |
|---|---|
| **Aspirin** | Aspirine |
| **At noon** | À midi |
| **Atropine** | Atropine |
| **Bandage** | Bandage |
| **Barbiturate** | Barbiturique |
| **Blood pressure meter (sphygmomanometer)** | Tensiomètre (sphygmomanomètre) |
| **Boric acid** | Acide borique |
| **Bronchodilator** | Bronchodilatateur |
| **Caffeine** | Caféine |
| **Calcium** | Calcium |
| **Capsule** | Gélule |
| **Cardiotonic agent** | Médicament cardiotonique |
| **Castor oil** | Huile de ricin |
| **Cephalosporin** | Céphalosporine |
| **Chamomile** | Camomille |
| **Chemotherapy** | Chimiothérapie |
| **Chloramphenicol** | Chloramphénicol |
| **Chlorine** | Chlore |
| **Cobalt** | Cobalt |
| **Codeine** | Codéine |
| **Compress** | Compresse |
| **Condom** | Préservatif |
| **Contact lenses** | Lentilles de contact |
| **Contact lenses cleaning solution** | Solution nettoyante pour lentilles |
| **Contraceptive** | Contraceptif |
| **Contraceptive foam** | Mousse contraceptive |
| **Contraceptive pill (oral contraceptive)** | Contraception orale |
| **Contraceptive sponge** | Éponge contraceptive |
| **Copper** | Cuivre |
| **Corticosteroid** | Corticostéroïde |
| **Cotton-wool** | Ouate (coton hydrophile) |
| **Cytostatic** | Cytostatique |
| **Dental floss** | Fil dentaite |
| **Denture cleaning solution** | Solution nettoyante pour les prothèses |
| **Diaphragm (Dutch cap)** | Diaphragme |
| **Digestive** | Médicament digestif |
| **Diuretic** | Diurétique |
| **Dose** | Dose |
| **Drops** | Gouttes |
| **Drug allergy** | Allergie à un médicament |
| **Drug side-effects** | Effets indésirables d'un médicament |
| **Ear drops** | Gouttes auriculaires |
| **Emulsion** | Émulsion |
| **Enema (clyster)** | Clystère |
| **Erythromycin** | Érythromycine |
| **Essential oil** | Huile essentielle |
| **Expectorant** | Expectorant |
| **Eye drops** | Collyre (gouttes ophtalmiques) |
| **Fentanyl** | Fentanyl |
| **Foam** | Mousse |
| **For external application** | Pour l'application externe |
| **Gauze sponge** | Gaze |
| **Gel** | Gel |
| **Gentamicin** | Gentamicine |
| **Glasses** | Lunettes de vue |
| **Glucose** | Glucose |
| **Gram (gramme)** | Gramme |
| **Hard contact lens** | Lentille de contact rigide |
| **Heparin** | Héparine |
| **Herbal tea** | Tisane |
| **Home pregnancy test** | Test de grossesse |
| **Hormone replacement therapy** | Hormonothérapie de substitution |
| **Hot water bottle** | Bouillotte |
| **Hypnotic (soporific)** | Hypnotique (somnifère) |
| **Immunoglobulin** | Immunoglobuline |
| **Immunosuppressive** | Immunosuppresseur |
| **In the evening** | Le soir |
| **In the morning** | Le matin |
| **Incontinence pads (adult diapers)** | Slip d'incontinence |
| **Inhalation** | Inhalation |
| **Injection** | Injection |
| **Insect repellent** | Répulsif d'insectes |
| **Insulin** | Insuline |
| **Interferon** | Interféron |
| **International System of Units** | Système international d'unités |
| **Iodine** | Iode |
| **Iron** | Fer |
| **Jojoba oil** | Huile de jojoba |
| **Laxative** | Laxatif |
| **Lip balm** | Tube de soin pour lèvres |
| **Liquid powder** | Poudre fluide |
| **Litre** | Litre |
| **Lotion** | Lotion |
| **Lubricant** | Lubrifiant |
| **Magnesium** | Magnésium |
| **Manganese** | Manganèse |
| **Medical cannabis** | Cannabis médical |
| **Medication (remedy, drug)** | Médicament |
| **Methadone** | Méthadone |
| **Microgram** | Microgramme |
| **Milligram (milligramme)** | Milligramme |
| **Millilitre** | Millilitre |
| **Mineral** | Minéral |
| **Mineral oil** | Huile minérale |
| **Molybdenum** | Molybdène |
| **'Morning -after' pill (postcoital contraception, emergency contraception)** | Pilule du lendemain (contraception postcoïtale, contraception d'urgence) |
| **Morphine** | Morphine |

| | | | |
|---|---|---|---|
| **Mosquito repellent** | Répulsif antimoustiques | **Sublingual administration** | Sublingual |
| **Mouthwash liquid** | Eau dentifrice | **Sugar substitute** | Édulcorant |
| **Mucolytic** | Mucolytique | **Sulphonamide** | Sulfamidé |
| **Muscle relaxant** | Myorelaxant | **Sulphur** | Soufre |
| **Nasal drops** | Gouttes nasales | **Sunscreen (sunblock)** | Crème solaire |
| **Needle** | Aiguille | **Suppository** | Suppositoire |
| **Nicotine gum** | Gomme à la nicotine | **Syringe** | Seringue |
| **Nicotine patch** | Timbre à la nicotine | **Syrup** | Sirop |
| **Non-steroidal antiinflammatory drug** | Anti-inflammatoire non stéroïdien | **Tablet** | Comprimé |
| | | **Tampon** | Tampon hygiénique |
| **Nutrient** | Nutriment (élément nutritif) | **Tetracycline** | Tétracycline |
| | | **Thermometer** | Thermomètre |
| **Nystatin** | Nystatine | **Tincture** | Teinture |
| **Ointment (fat)** | Pommade | **Tonic** | Tonique |
| **Omega-3 fatty acid** | Acides gras oméga-3 | **Tooth paste** | Dentifrice |
| **On empty stomach (before the meal)** | À jeun | **Tramadol** | Tramadol |
| | | **Urinary antiseptic** | Antiseptique urinaire |
| **Opioid** | Opioïde | **Vaccine** | Vaccin |
| **Orally** | Par voie orale | **Vaginal suppository** | Ovule (suppositoire vaginal) |
| **Overdose** | Surdose | | |
| **Oxycodone** | Oxycodone | **Vasodilatator** | Vasodilatateur |
| **Paracetamol** | Paracétamol | **Viagra (sildenafil citrate)** | Viagra (citrate de sildénafil) |
| **Paraffin** | Paraffine | | |
| **Paste** | Pâte | **Vial** | Fiole |
| **Pastille (lozenge)** | Pastille | **Vitamin** | Vitamine |
| **Penicillin** | Pénicilline | **Vitamin A (retinol)** | Vitamine A (rétinol) |
| **Pharmacist** | Pharmacien | **Vitamin B1 (thiamin)** | Vitamine B1 (thiamine) |
| **Phosphorus** | Phosphore | | |
| **Phytotherapy** | Phytothérapie | **Vitamin B2 (riboflavin)** | Vitamine B2 (riboflavine) |
| **Piece** | Morceau | | |
| **Plaster (adhesive strip)** | Pansement | **Vitamin B3 (niacin)** | Vitamine B3 (nicotinamide, PP) |
| **Poison** | Poison | **Vitamin B4 (adenine)** | Vitamine B4 (adénine) |
| **Potassium** | Potassium | | |
| **Potion** | Potion | **Vitamin B5 (pantothenic acid)** | Vitamine B5 (acide pantothénique) |
| **Powder** | Poudre | | |
| **Prescription** | Ordonnance médicale | **Vitamin B6 (pyridoxine)** | Vitamine B6 (pyridoxine) |
| **Psychostimulant** | Psychostimulant | **Vitamin B7 (inositol)** | Vitamine B7 (inositol) |
| **Purgative** | Purgatif | | |
| **Rectal** | Rectal | **Vitamin B8 (biotin)** | Vitamine B8 (biotine) |
| **Rinsing** | Rinçage | | |
| **Salicylate** | Salicylate | **Vitamin B9 (folic acid)** | Vitamine B9 (acide folique) |
| **Saline solution** | Solution physiologique | | |
| | | **Vitamin B10 (factor-R)** | Vitamine B10 (vitamine R) |
| **Sanitary pads (sanitary napkins)** | Serviette hygiénique (protège-slip) | | |
| **Scales** | Balance | **Vitamin B11 (factor-S)** | Vitamine B11 (carnitine) |
| **Sedative** | Sédatif | | |
| **Serum** | Sérum | **Vitamin B12 (cobalamin)** | Vitamine B12 (cobalamine) |
| **Skin cream** | Crème | | |
| **Soap** | Savon | **Vitamin C (L-ascorbic acid)** | Vitamine C (acide ascorbique) |
| **Sodium** | Sodium | **Vitamin D2 (ergocalciferol)** | Vitamine D2 (ergocalciférol) |
| **Soft contact lens** | Lentille de contact souple | | |
| **Solution** | Solution | **Vitamin D3 (cholecalciferol)** | Vitamine D3 (cholécalciférol) |
| **Spasmolytic** | Spasmolytique | **Vitamin D4** | Vitamine D4 |
| **Spermicide** | Spermicide | **Vitamin D5 (sitocalciferol)** | Vitamine D5 (sitocalciférol) |
| **Spoon** | Cuillère | | |
| **Spray** | Spray | | |

| | |
|---|---|
| **Vitamin E (tocopherol)** | Vitamine E (tocophérol) |
| **Vitamin F (linoleic acid)** | Vitamine F (acide linoléique) |
| **Vitamin J (choline)** | Vitamine J (choline) |
| **Vitamin K (phylloquinone)** | Vitamine K (phylloquinone) |
| **Vitamin L1 (anthranilic acid)** | Vitamine L1 (acide anthranilique) |
| **Vitamin P (flavonoids)** | Vitamine P (flavonoïde) |
| **Water-soluble tablets** | Comprimé effervescent |
| **Zinc** | Zinc |
| **Zinc ointment** | Pommade à l'oxyde de zinc |

| **MEDICAL FACILITIES, PROCEDURES AND CARE** | **ÉTABLISSEME-NTS MÉDICAUX, PROCÉDURES ET SOINS** |
|---|---|
| **Administration of drugs** | Administration des médicaments |
| **Airway (cannula)** | Canule |
| **Alarm** | Alarme |
| **Ambu bag valve mask** | Respirateur manuel type Ambu |
| **Ambulance** | Ambulance |
| **Ambulance (clinic)** | Infirmerie |
| **Amputation** | Amputation |
| **Anesthesia** | Anesthésie |
| **Arthrodesis** | Arthrodèse |
| **Artificial respiration** | Ventilation artificielle |
| **Autopsy** | Autopsie |
| **Balance training** | Entraînement de l'equilibre |
| **Bath (wash)** | Laver |
| **Bathroom** | Salle de bains |
| **Bed** | Lit |
| **Bed rest** | Repos au lit |
| **Bite** | Mordre |
| **Blanket** | Couverture |
| **Blood donation** | Don de sang |
| **Body positioner** | Coussin de positionnement |
| **Breakfast** | Petit déjeuner |
| **Breast implant** | Implant mammaire |
| **Breathing exercises** | Exercice de respiration |
| **Bypass** | Pontage |
| **Calling of the time of death** | Détermination de l'heure de la mort |
| **Cardiology** | Cardiologie |
| **Catheter** | Cathéter |
| **Cause of death** | Cause de la mort |
| **Cauterization** | Cautérisation |
| **Chamber -pot** | Pot de chambre |
| **Chemotherapy** | Chimiothérapie |
| **Circumcision** | Circoncision |
| **Cleansing** | Purification |
| **Close** | Fermer |
| **Contagious** | Contagieux (contagieuse) |
| **Corpse** | Cadavre |
| **Cover** | Couverture |
| **CPR mask** | Masque de réanimation |
| **Crutch** | Béquille |
| **Cryoextraction** | Cryo-extraction |
| **Cytology** | Cytologie |
| **Debris** | Débris |
| **Defecation** | Défécation |
| **Defibrillation** | Défibrillation |
| **Defibrillator** | Défibrillateur |
| **Dental crown** | Couronne |
| **Dental extraction** | Extraction dentaire |
| **Dental filling** | Composite dentaire |
| **Dentist** | Dentiste |
| **Dentures** | Dentier |
| **Dermatology** | Dermatologie |
| **Diagnosis** | Diagnostic |
| **Dialysis** | Dialyse |
| **Die** | Mourir |
| **Diet** | Régime alimentaire |
| **Digestion** | Digestion |
| **Dining-room** | Salle à manger |
| **Dinner (supper)** | Dîner (souper) |
| **Doctor (physician)** | Médecin |
| **Doctor's office** | Bureau du médecin |
| **Donor** | Donneur |
| **Door** | Porte |
| **Drain tube** | Drain |
| **Drainage** | Drainage |
| **Dressing** | Pansement |
| **Drill** | Perceuse |
| **Dynamometer** | Dynamomètre |
| **Electrode** | Électrode |
| **Electrode conductive gel** | Gel électroconductif |
| **Electrosurgery** | Électrochirurgie |
| **Electrotherapy** | Électrothérapie |
| **Elevator** | Ascenseur |
| **Emergency medical services** | Aide médicale urgente |
| **Endotracheal tube** | Sonde d'intubation endotrachéale |
| **Escape chair** | Chaise d'évacuation |
| **Exercise** | Exercice |
| **Facelift (rhytidectomy)** | Lifting facial (rhytidectomie, lissage, remodelage) |
| **Feeding tube** | Sonde d'alimentation |
| **First aid** | Premiers secours |
| **First aid kit** | Trousse de secours |
| **Gastric lavage (stomach pumping)** | Lavage gastrique |
| **General anesthesia** | Anesthésie générale |
| **General practitioner** | Médecin généraliste (médecin omnipraticien) |
| **Germs** | Germes |
| **Gerontology** | Gérontologie |

| | |
|---|---|
| **Get changed** | Se changer |
| **Goniometer** | Goniomètre |
| **Gynecology** | Gynécologie |
| **Head immobilizer** | Immobiliseur de tête |
| **Health insurance** | Assurance maladie |
| **Hearing assist device** | Appareil acoustique |
| **Heel and elbow protectors** | Talonnières et coudières |
| **Heimlich maneuver (abdominal thrusts)** | Méthode de Heimlich |
| **Hospital** | Hôpital |
| **Hospital trolley** | Chariot |
| **Hydrotherapy** | Hydrothérapie |
| **Immunology** | Immunologie |
| **Incontinence pad** | Protège-matelas |
| **Infectious disease unit** | Salle maladies infectieuses |
| **Infusion** | Perfusion |
| **Infusion stand** | Pied à perfusion |
| **Injection** | Injection |
| **Intensive care** | Soins intensifs |
| **Intensive care unit** | Unité de soins intensifs |
| **Internal medicine** | Médicine interne |
| **Intubation** | Intubation |
| **Kegel exercise** | Exercice de Kegel |
| **Laparoscopic surgery** | Laparoscopie (coelioscopie) |
| **Laryngeal mask airway** | Masque laryngé |
| **Laryngoscope** | Laryngoscope |
| **Laundry** | Blanchisserie |
| **Light** | Lumière |
| **Liposuction** | Liposuccion |
| **Litter bin** | Poubelle |
| **Liver dialysis** | Dialyse hépatique |
| **Lobotomy** | Lobotomie |
| **Local anesthesia** | Anesthésie locale |
| **Lunch** | Déjeuner |
| **Manometer cuff** | Brassard du manomètre |
| **Manual de fibrillator** | Défibrillateur manuel |
| **Mattress** | Matelas |
| **Medical center** | Centre médical |
| **Morgue (mortuary)** | Morgue |
| **Nasal cannula** | Canule nasale |
| **Neck immobilizer** | Support de cou |
| **Neurology** | Neurologie |
| **Night table (bedside table)** | Table de chevet (table de nuit) |
| **Nightgown** | Chemise de nuit |
| **Nurse** | Infirmier |
| **Nursing (care)** | Soins de santé |
| **Occupational therapist** | Ergothérapeute |
| **Oncology** | Oncologie (cancérologie) |
| **Open** | Ouvrir |
| **Operating room** | Bloc opératoire |
| **Operation (surgery)** | Opération chirurgicale |
| **Ophtalmology ward** | Salle d'ophtalmologie |
| **Oropharyngeal airway** | Canule de Guedel |
| **Orthopedics** | Orthopédie |
| **Otorhinolaryngology** | Oto-rhino-laryngologie |
| **Overbed table** | Table de lit |
| **Oxygen mask** | Masque à oxygène |
| **Oxygen storage tank** | Réservoir d'oxygène |
| **Pacemaker** | Stimulateur cardiaque (pacemaker, pile) |
| **Palpation** | Palpation |
| **Pathology** | Pathologie |
| **Patient** | Patient (malade) |
| **Patient's room** | Chambre de malade |
| **Pediatrics** | Pédiatrie |
| **Percussion** | Percussion |
| **Percutaneous coronary intervention (coronary angioplasty)** | Angioplastie coronaire (dilatation transluminale) |
| **Pessary** | Pessaire (pessus) |
| **Physical therapy** | Physiothérapie |
| **Physiotherapist** | Physiothérapeute |
| **Pillow** | Oreiller |
| **Plaster cast (immobilization plaster)** | Plâtre pour immobilisation rigide |
| **Plastic surgery of the abdomen ("tummy tuck", abdominoplasty)** | Opération de chirurgie esthétique de la paroi abdominale (abdominoplastie) |
| **Plastic surgery of the breasts (mammoplasty)** | Opération de chirurgie esthétique des seins (mammoplastie) |
| **Plastic surgery of the eyelid (blepharoplasty)** | Opération de chirurgie esthétique des paupières (blépharoplastie) |
| **Plastic surgery of the nose (rhinoplasty)** | Opération de chirurgie esthétique du nez (rhinoplastie) |
| **Postural drainage** | Drainage postural |
| **Primary health care** | Soins de santé primaire |
| **Protect gloves** | Gants à usage unique |
| **Protection cap** | Charlotte à usage unique |
| **Protection face mask** | Masque de protection |
| **Protection gown** | Blouse de protection |
| **Protection shoe cover** | Sur-chaussures à usage unique |
| **Psychiatry** | Psychiatrie |

| | |
|---|---|
| **Psychologist** | Psychologue |
| **Pulmonary ward** | Salle de pneumologie |
| **Pyjamas (pajamas)** | Pyjama |
| **Quarantine** | Quarantaine |
| **Radiation** | Radiation |
| **Radiology** | Radiographie |
| **Reanimation** | Réanimation |
| **Reception office** | Réception |
| **Recipient of an organ** | Receveur de greffe |
| **Recover (heal)** | Se remettre (se guérir) |
| **Recovery** | Guérison |
| **Rehabilitation (rehab)** | Réhabilitation |
| **Remission** | Rémission |
| **Renal dialysis** | Dialyse rénale |
| **Respirator** | Appareil respiratoire |
| **Rhinology** | Rhinologie |
| **Rinse** | Rincer |
| **Scalpel** | Scalpel |
| **Scissors** | Ciseau |
| **Semi -intensive care** | Soins semi-intensifs |
| **Sheet** | Drap |
| **Shunt** | Pontage (shunt) |
| **Slippers** | Chausson |
| **Sonde** | Sonde |
| **Spit** | Cracher |
| **Sponge** | Éponge |
| **Sterile (aseptic)** | Stérile |
| **Sterilization** | Stérilisation |
| **Stethoscop** | Stéthoscope |
| **Storage** | Stockage |
| **Stretcher** | Civière |
| **Suction catheter** | Cathéter à succion |
| **Suction unit (aspirator)** | Appareil à succion |
| **Surgery** | Chirurgie |
| **Surgical opening of a direct airway on the neck (tracheostomy)** | Ouverture chirurgicale dans la trachée (trachéotomie) |
| **Surgical opnening of the cranium (craniotomy)** | Ouverture chirurgicale du crâne (craniotomie) |
| **Surgical procedure of formation of stoma (colostomy)** | Formation chirurgicale de la stomie (colostomie) |
| **Surgical procedure on a joint (arthrotomy)** | Ouverture chirurgicale d'une articulation (arthrotomie) |
| **Surgical procedure on the middle ear (stapedectomy)** | Ablation chirurgicale de l'étrier (stapédectomie) |
| **Surgical procedure on the spine (laminectomy)** | Résection chirurgicale des lames vertébrales (laminectomie) |
| **Surgical procedure on the thalamus (thalamotomy)** | Ablation chirurgicale d'une partie du thalamus (thalamotomie) |
| **Surgical removal of a breast (mastectomy)** | Enlèvement chirurgical d'un sein (mastectomie) |
| **Surgical removal of a hemorrhoid (hemorrhoidectomy)** | Ablation chirurgicale des hémorroïdes (hémorroïdectomie) |
| **Surgical removal of a lobe of some organ (lobectomy)** | Ablation chirurgicale d'un lobe d'organe (lobectomie) |
| **Surgical removal of a testicle (orchidectomy)** | Amputation chirurgicale d'un ou des deux testicules (orchidectomie, orchiectomie) |
| **Surgical removal of adenoids (adenoidectomy)** | Ablation chirurgicale des végétations adénoïdes (adénoïdectomie) |
| **Surgical removal of one or both adrenal glands (adrenalectomy)** | Ablation chirurgicale d'une ou des deux glandes surrénales (adrenalectomie) |
| **Surgical removal of stones (lithotomy)** | Extraction chirurgicale des pierres de la vessie (lithotomie) |
| **Surgical removal of the aneurysm (aneurysmectomy)** | Résection chirurgicale d'une poche anévrismale (anevrismectomie) |
| **Surgical removal of the gallbladder (cholecystectomy)** | Enlèvement chirurgical de la vésicule biliaire (cholécystectomie) |
| **Surgical removal of the larynx (laryngectomy)** | Ablation chirurgicale du larynx (laryngectomie) |
| **Surgical removal of the pancreas (pancreatectomy)** | Ablation chirurgicale du pancréas (pancréatectomie) |
| **Surgical removal of the prostate gland (prostatectomy)** | Ablation chirurgicale de la prostate (prostatectomie) |
| **Surgical removal of the spleen (splenectomy)** | Ablation chirurgicale de la rate (splénectomie) |
| **Surgical removal of the stomach (gastrectomy)** | Ablation chirurgicale de l'estomac (gastrectomie) |
| **Surgical removal of the thymus (thymectomy)** | Ablation chirurgicale du thymus (thymectomie) |
| **Surgical removal of the thyroid gland (thyroidectomy)** | Ablation chirurgicale de la thyroïde (thyroïdectomie, isthmectomie) |

| | |
|---|---|
| **Surgical removal of the uterus (hysterectomy)** | Enlèvement chirurgical de l'uterus (hystérectomie) |
| **Surgical removal of the vermiform appendix (appendectomy)** | Ablation chirurgicale de l'appendice iléocaecal (appendicectomie) |
| **Surgical removal of tonsils (tonsillectomy)** | Ablation chirurgicale des amygdales palatines (amygdalectomie, tonsillectomie) |
| **Surgical removal of uterine myomas (myomectomy, fibroidectomy)** | Ablation chirurgicale des fibromes utérins (myomectomie) |
| **Surgical sterilization of a man (vasectomy)** | Ligature des canaux déférents des testicules (vasectomie) |
| **Surgical sterilization of a woman (tubal ligation)** | Stérilisation chirurgicale au femme (ligature des trompes) |
| **Table (desk)** | Table |
| **Tea** | Thé |
| **Teeth polishing** | Vernis à dents |
| **Test tube** | Tube à essai |
| **Therapy** | Thérapie (traitement curatif) |
| **Toilet (lavatory)** | Toilette (cabinet) |
| **Traction** | Traction |
| **Transfusion** | Transfusion |
| **Transplantation** | Greffe (transplantation) |
| **Transurethral resection of the prostate** | Résection transurétrale de la prostate |
| **Trauma** | Trauma |
| **Trendelenburg position** | Position de Trendelenburg |
| **Tweezers** | Brucelles |
| **Urination (voiding)** | Miction |
| **Urological catheter** | Cathéter urologique |
| **Urology** | Urologie |
| **Using a toilet** | Aller aux toilettes |
| **Vaccination (inoculation)** | Vaccination (inoculation) |
| **Vaccination schedule** | Calendrier des vaccinations |
| **Vacuum mattress** | Matelas immobilisateur à dépression |
| **Visit** | Visite |
| **Visitor** | Visiteur |
| **Vital signs monitor** | Moniteur de signes vitaux |
| **Waiting -room** | Salle d'attente |
| **Walker (walking frame)** | Déambulateur (cadre de marche, gadot) |
| **Ward** | Salle |
| **Wardrobe (cupboard, cabinet)** | Armoire |
| **Wash basin** | Cuvette |
| **Water** | Eau |
| **Wheelchair** | Fauteuil roulant (charriot, charrette) |
| **Window** | Fenêtre |
| **Wound stitching** | Suture de la plaie |

## MEDICAL EXAMS — EXAMENS MÉDICAUX

| | |
|---|---|
| **Abdominal ultrasound** | Échographie abdominale |
| **Agglutination tests** | Test d'agglutination |
| **Alkaline phosphatase** | Phosphatase alcaline |
| **Alpha -fetoprotein test (AFP test)** | Test d'alpha-foetoprotéine |
| **Amniocentesis** | Amniocentèse |
| **Angiography** | Angiographie |
| **Anoscopy** | Anuscopie |
| **Antibiogram** | Antibiogramme |
| **Aortography** | Aortographie |
| **Arteriography** | Artériographie |
| **Arthroscopy** | Arthroscopie |
| **Aspartate transaminase (SGOT)** | Aspartate transaminase (SGOT) |
| **Audiometry** | Audiométrie |
| **Barium enema** | Lavement baryté |
| **Barium meal (upper gastrointestinal series)** | Radiographie de l'abdomen en bouillie de sulfate de baryum |
| **Benzidine stool test** | Analyse fécale de benzidine |
| **Biochemical blood tests** | Analyse de biochimie du sang |
| **Biomarker** | Biomarqueur |
| **Biopsy** | Biopsie |
| **Blood culture** | Hémoculture |
| **Blood gas test** | Prélèvement des gaz du sang |
| **Blood pressure monitoring** | Monitoring de la pression artérielle |
| **Blood sugar concetration (glucose level)** | Taux de la glycémie |
| **Blood urea nitrogen test (BUN)** | Azote d'urée dans le sang |
| **Bone densitometry (dual energy X-ray absorpriometry)** | Ostéodensitométrie |
| **Bone marrow biopsy** | Biopsie ostéomédullaire |
| **Bone scintigraphy** | Scintigraphie osseuse |
| **Bone X-ray (bone radiography)** | Radiographie des os |
| **Brain ventricle biopsy** | Biopsie d'un ventricule cérébral |

| | |
| --- | --- |
| **Breast examination** | Examen du sein |
| **Breast ultrasound** | Échographie mammaire |
| **Bromsulphalein liver function test** | Test de la brome-sulfonephtaléine |
| **Bronchography** | Bronchographie |
| **Bronchoscopy** | Bronchoscopie |
| **CA 125 (cancer antigen 125)** | Antigène de cancer CA 125 |
| **CA 19-9 (carbohydrate antigen)** | Antigène de cancer CA 19-9 (antigène d'hydrate de carbone) |
| **Carcinoembryonic antigen (CEA)** | Antigène carcinoembryonnaire (ACE) |
| **Cardiac catheterization (heart cath, angiocardiography)** | Cathétérisme cardiaque |
| **Cardiac ultrasound (echocardiography)** | Échocardiographie |
| **Cardiotocography** | Cardiotocographie |
| **Catheter angiography** | Angiographie interventionnelle utilisant un cathéter |
| **Central venous pressure (CVP)** | Pression veineuse centrale |
| **Cephalometry** | Céphalométrie |
| **Cerebral angiography** | Angiographie cérébrale |
| **Cerebrospinal fluid analysis** | Analyse du liquide céphalo-rachidien |
| **Cerebrospinal fluid culture** | Culture du liquide cérébro-spinal |
| **Cervical conization** | Conisation |
| **Chest X-ray** | Radiographie de thorax |
| **Cholangiography** | Cholangiographie |
| **Colonoscopy** | Colonoscopie |
| **Colposcopy** | Colposcopie |
| **Complete blood count** | Hémogramme (numération formule sanguine) |
| **Computed tomography (CT)** | Tomodensitométrie (TDM) |
| **Contrast medium** | Produit de contraste |
| **Coronary catheterization (coronarography)** | Coronarographie |
| **Cystography** | Cystographie |
| **Cystoscopy** | Cystoscopie |
| **Defecography** | Défécographie |
| **Dental X-ray** | Radiographie dentaire |
| **Dermatoscopy (dermoscopy)** | Dermatoscopie (dermoscopie) |
| **Differential diagnosis** | Diagnostic différentiel |
| **Digital subtraction angiography** | Angiographie numérique |
| **Dilated fundus examination** | Fond d'oeil |
| **DNA analysis** | Analyse de l'ADN |
| **Doppler echocardiography** | Échocardiographie-doppler |
| **Drug induced pupillary dilatation** | Dilatation des pupilles provoquée par les médicaments |
| **Echoencephalography** | Échoencéphalographie |
| **Electrocardiography (ECG)** | Électrocardiographie (ECG) |
| **Electroencephalography (EEG)** | Électro-encéphalographie (EEG) |
| **Electromyography (EMG)** | Électromyographie |
| **Electroneurography** | Électroneurographie |
| **Electroretinography** | Électrorétinographie |
| **Endometrial biopsy** | Biopsie endométriale |
| **Endoscopic retrograde cholangiopancreatography (ERCP)** | Cholangiopancréatographie rétrograde endoscopique |
| **Endoscopy** | Endoscopie |
| **Enteroscopy** | Entéroscopie |
| **Ergometry test** | Ergométrie |
| **Erythrocyte sedimentation rate** | Vitesse de sédimentation |
| **Esophageal manometry** | Manométrie oesophagienne |
| **Esophagogastroduodenoscopy** | Endoscopie oeso-gastro-duodénale |
| **Fine needle aspiration biopsy** | Forage-biopsie |
| **Fluoroscopy** | Fluoroscopie |
| **Functional magnetic resonance imaging (functional MRI)** | Imagerie par résonance magnétique fonctionnelle (IRMf) |
| **Gastric juice chemical examination** | Analyse chimique du suc gastrique |
| **Gastroscopy** | Gastroscopie |
| **Glasgow coma scale** | Échelle de Glasgow |
| **Glucose urine test** | Test du sucre dans les urines |
| **Gonioscopy** | Gonioscopie |
| **Gynecological examination** | Examen gynécologique |
| **HbsAg (Hepatitis B surface antigen)** | Antigène HbsAg (antigène de surface du virus de l'hépatite B) |
| **Hematocrit** | Hématocrite |
| **Hepatobiliary scintigraphy with technetium -99m** | Scintigraphie hépato-biliaire au Technétium 99m |
| **High intensity focused ultrasound** | Ultrasons focalisés de haute intensité |
| **Hysterescopy** | Hystéroscopie |

| | |
|---|---|
| **Hysterosalpingo-graphy** | Hystérosalpingographie |
| **Indirect Coombs test** | Réaction de Coombs indirecte |
| **Intravenous biligraphy** | Biligraphie intraveineuse |
| **Intravenous pyelography** | Urographie intraveineuse |
| **Iodine -131 thyroid test** | Fixation thyroïdienne de l'iode 131 |
| **Joint X-ray (arthrography)** | Arthrographie |
| **Karyotype** | Caryotype |
| **Kidney biopsy** | Biopsie rénale |
| **Laboratory (lab)** | Laboratoire |
| **Laboratory tests** | Analyse médicale (examens de biologie médicale) |
| **Laparoscopy** | Laparoscopie |
| **Laryngoscopy** | Laryngoscopie |
| **Liver biopsy** | Biopsie du foie |
| **Liver function tests** | Explorations fonctionnelles hépatiques |
| **Liver ultrasound** | Échographie du foie (échographie hépatique) |
| **Lumbar myelography** | Myélographie lombaire |
| **Lumbar puncture** | Ponction lombaire (rachicentèse) |
| **Lung scintigraphy** | Scintigraphie pulmonaire |
| **Lymph node biopsy** | Biopsie du ganglion lymphatoque |
| **Lymphography (lymphangiography)** | Lymphographie |
| **Magnetic resonance imaging (MRI)** | Imagerie par résonance magnétique (IRM) |
| **Magnetoencephalo-graphy (MEG)** | Magnétoencéphalographie |
| **Mammography** | Mammographie |
| **Mantoux test (PPD test)** | Test Mantoux (test PPD) |
| **Mediastinoscopy** | Médiastinoscopie |
| **Microbiological culture** | Culture microbiologique |
| **Myelography** | Myélographie |
| **Ophtalmoscopy** | Ophtalmoscopie |
| **Oral cholecystography** | Cholécystographie orale |
| **Oral glucose tolerance test (OGTT)** | Test de tolérance orale au glucose (TTOG) |
| **Otoscopy** | Otoscopie |
| **Pancreas ultrasound** | Échographie du pancréas |
| **Papanicolau test (Pap test)** | Test PAP |
| **Partial thromboplastin time (PTT)** | Temps de céphaline activée (TCA) |
| **Patch test** | Patch test |
| **Patellar reflex** | Réflexe rotulien |
| **Pelvigraphy** | Pelvigraphie |
| **Pelvimetry** | Pelvimétrie |
| **Perimetry** | Périmétrie |
| **Phenolsulfonphthalein test (PSP test)** | Épruve à la phénosulfonphtaléine |
| **Phlebography** | Phlébographie |
| **Plethysmography** | Pléthysmographie |
| **Pleural biopsy** | Biopsie pleurale |
| **Pneumoencephalo-graphy** | Encéphalographie gazeuse |
| **Polysomnography (sleep study)** | Polysomnographie (polygraphie du sommeil) |
| **Positron emission tomography** | Tomographie par émission de positrons |
| **Post-void residual urine volume** | Volume urinaire résiduel |
| **Pregnancy test** | Test de grossesse |
| **Prostate specific antigen** | Antigène prostatique spécifique |
| **Prothrombin time** | Taux de prothrombine |
| **Pulmonary angiography** | Angiographie pulmonaire |
| **Pulse monitoring** | Prise de pouls |
| **Pyelography** | Urographie |
| **Radioisotope scanning (nuclear medicine)** | Médicine nucléaire |
| **Rapid strep test** | Test de diagnostic rapide du streptocoque |
| **Rectal examination** | Toucher rectal |
| **Rectoscopy** | Rectoscopie |
| **Refractometry** | Réfractométrie |
| **Renal scintigraphy** | Scintigraphie rénale |
| **Renal ultrasound** | Échographie rénale |
| **Retrograde pyelography** | Urétéro-pyélographie rétrograde |
| **Rose Waaler test** | Réaction de Waaler Rose |
| **Semen analysis** | Spermogramme |
| **Serology blood tests** | Analyse sérologique |
| **Serum albumin** | Albumine dans le sang |
| **Serum bilirubin** | Diagnostic différentiel pour bilirubine sérique |
| **Serum protein electrophoresis** | Électrophorèse des protéines |
| **Sialography** | Sialographie |
| **Sigmoidoscopy** | Sigmoïdoscopie |
| **Skin allergy testing (prick test)** | Test de la piqûre |
| **Skin biopsy** | Biopsie de peau |

| | |
|---|---|
| **Skull X-ray (craniography)** | Craniographie |
| **Speech audiometry** | Audiométrie vocale |
| **Spinal angiography** | Angiographie spinale |
| **Spine X-ray (spine radiography)** | Radiographie de la colonne vertébrale |
| **Spirometry (vital capacity test)** | Spirométrie |
| **Spleen scintigraphy with technetium -99m** | Scintigraphie splénique au Technétium 99m |
| **Sputum culture** | Culture de crachat |
| **Stereotactic biopsy** | Biopsie stéréotaxique |
| **Suboccipital myelography** | Myélographie sous-occipitale |
| **Suboccipital puncture** | Ponction sous-occipitale |
| **Thoracoscopy** | Thoracoscopie |
| **Throat swab culture** | Culture de gorge avec le coton-tige |
| **Thyroid biopsy** | Biopsie thyroïdienne |
| **Thyroid blood tests** | Taux d'hormones thyroïdiennes dans le sang |
| **Thyroid scintigraphy** | Scintigraphie thyroïdienne |
| **Thyroid ultrasound** | Échographie thyroïdienne |
| **Tomography** | Tomographie |
| **Tonometry** | Tonométrie oculaire |
| **Transthoracic percutaneous fine needle aspiration** | Ponction transthoracique percutanée à l'aiguille fine |
| **Tumor marker** | Marqueur tumoral |
| **Tympanocentesis** | Tympanocentese |
| **Tympanometry** | Tympanométrie |
| **Ultrasound (medical ultrasonography)** | Échographie |
| **Ultrasound of the gallbladder and bile ducts** | Échographie la vésicule biliaire et les voies biliaires |
| **Urea breath test** | Test respiratoire à l'urée |
| **Urea clearance test** | Épruve d'élimination de l'urée sanguine |
| **Ureteroscopy** | Urétéroscopie |
| **Urethrography** | Urétrographie |
| **Urine chemical analysis** | Analyse chimique de l'urine |
| **Urine culture** | Uroculture |
| **Urine protein test** | Protéines dans les urines |
| **Urine specific gravity** | Poids spécifique de l'urine |
| **Urobilinogen in urine** | Urobilinogène dans les urines |
| **Vaginal swab culture** | Culture vaginale |
| **Ventriculography** | Ventriculographie |
| **Weber test** | Test de Weber |
| **X-ray (radiography)** | Radiographie |

## PREGNANCY AND OBSTETRICS — GROSSESSE ET OBSTÉTRIQUE

| | |
|---|---|
| **Abortifacients** | Médicaments abortifs |
| **Abortion (pregnancy termination)** | Avortement |
| **Absence of menstrual period (amenorrhea)** | Absence des règles (aménorrhée) |
| **Amniocentesis** | Amniocentèse |
| **Amnioscopy** | Amnioscopie |
| **Amniotic fluid** | Liquide amniotique |
| **Amniotic sac** | Amnios (sac amniotique) |
| **Artificial insemination** | Insémination artificielle |
| **Biological parent** | Parent biologique |
| **Biophysical profile of the fetus** | Profil biophysique foetal |
| **Birth canal** | Canal utérin |
| **Blastocyst** | Blastocyste |
| **Bleeding (haemorrhage)** | Saignement (hémorragie) |
| **Body length of a newborn** | Taille corporelle du nouveau-né |
| **Braxton Hicks contractons** | Fausse contraction (contraction de Braxton Hicks) |
| **Breast** | Sein |
| **Breast pump** | Tire-lait |
| **Breathing** | Respiration |
| **Breech** | Siège |
| **Breech position** | Présentation podalique (présentation du siège) |
| **Cardiotocography** | Cardiotocographie |
| **Cervical dilation** | Dilatation cervicale |
| **Cesarean section (C-section)** | Césarienne |
| **Chadwick's sign** | Signe de Chadwick |
| **Childbirth** | Accouchement (naissance) |
| **Choriocarcinoma** | Choriocarcinome |
| **Chorion** | Chorion |
| **Chorion-gonadotrophin** | Gonadotrophine chorionique |
| **Chorionic villi** | Villosités choriales |
| **Chorionic villus sampling** | Choriocentèse |
| **Conception** | Conception (fécondation) |
| **Contracted pelvis** | Bassin contracté |
| **Cordocentesis** | Cordocentèse |
| **Curettage** | Curetage |

| | |
|---|---|
| **Cut** | Couper |
| **Delivery room** | Salle d'accouchement |
| **Diaper** | Couche-culotte |
| **Dizygotic twins (biovular twins)** | Jumeaux dizygotes |
| **Duration of contraction** | Durée de la contraction utérine |
| **Duration of pregnancy** | Durée de la grossesse |
| **Eclampsia** | Éclampsie |
| **Ectopic pregnancy (extrauterine pregnancy)** | Grossesse extra-utérine |
| **Edema** | Oedème |
| **Egg donation** | Donneuse d'ovule |
| **Ejaculation** | Éjaculation |
| **Embryo** | Embryon |
| **Endometrial hyperplasia** | Hyperplasie endométriale |
| **EPH gestosis (preeclampsia)** | Pré-éclampsie |
| **Episiotomy** | Épisiotomie |
| **Excessive secretion of saliva (hypersalivation)** | Sécrétion de la salive excessive |
| **Expulsion of placenta** | Expulsion du placenta |
| **Expulsion of the baby** | Expulsion du bébé |
| **Fallopian tube (oviduct)** | Trompes de Fallope |
| **Father** | Père |
| **Fetal anomalies (fetal abnormalities)** | Anomalies foetales |
| **Fetal hypotrophy** | Hypotrophie foetale |
| **Fetal pH-metry** | pH-métrie foetale |
| **Fetal weight (birth mass)** | Poids de naissance |
| **Fetoscopy** | Foetoscopie |
| **Fetus** | Foetus |
| **Forceps** | Forceps |
| **Full term birth** | Accouchement à terme |
| **Gestational diabetes** | Diabète gestationnel |
| **Graafian follicle** | Follicule de Graaf |
| **Gynecology** | Gynécologie |
| **Habitual abortion (recurrent miscarriage)** | Avortement à répétition |
| **Head** | Tête |
| **Hemolytic disease of the newborn** | Maladie hémolytique du nouveau-né |
| **High blood pressure (hypertension)** | Pression artérielle élevée (hypertension artérielle) |
| **Hymen** | Hymen |
| **Hypertrophy of uterus** | Hypertrophie de l'utérus |
| **Implantation** | Implantation |
| **In vitro fertilisation** | Fécondation in vitro |

| | |
|---|---|
| **Incubator** | Couveuse (incubateur) |
| **Infection** | Infection |
| **Infertility** | Stérilité |
| **Inflammation of the fetal membranes (chorioamnionitis)** | Chorioamnionite |
| **Inflammation of the urinary bladder (cystitis)** | Inflammation de la vessie (cystite) |
| **Inner membrane of the uterus (endometrium)** | Muqueuse utérine (endomètre) |
| **Intensity of contractions** | Intensité des contractions utérines |
| **Intracytoplasmatic sperm injection** | Injection intracytoplasmique de spermatozoïdes |
| **Labor contraction frequency** | Fréquence des contractions utérines |
| **Labor contractions** | Contractions utérines du travail |
| **Lactation** | Lactation |
| **Lactiferous duct** | Canal galactophore |
| **Leg varicose veins** | Varices des membres inférieurs |
| **Lithopedion (stone baby)** | Lithopédion (enfant pétrifié) |
| **Lochia** | Lochies |
| **Macrosomia (big baby syndrome)** | Macrosomie foetale |
| **Maternity blues (baby blues)** | Baby blues |
| **Maternity hospital** | Maternité |
| **Meconium** | Méconium |
| **Meconium aspiration syndrome** | Syndrome d'aspiration méconiale |
| **Meconium ileus** | Iléus méconial |
| **Meconium peritonitis** | Péritonite méconiale |
| **Medically assisted procreation** | Procréation médicalement assistée |
| **Medication that suppresses premature labor (tocolytic)** | Médicament pour interrompre le déclenchement du travail (tocolytique) |
| **Menopause** | Ménopause |
| **Menstrual cycle** | Cycle menstruel |
| **Menstruation** | Règle (menstruation) |
| **Microcephaly** | Microcéphalie |
| **Midwife** | Sage-femme |
| **Mifepristone** | Mifépristone |
| **Monozygotic twins (identical twins)** | Jumeaux monozygotes |
| **Morula** | Morula |
| **Mother** | Mère |
| **Multigravida** | Multipare |
| **Multiple pregnancy** | Grossesse multiple |
| **Nausea** | Nausée |
| **Navel (belly button)** | Ombilic (nombril) |

| | |
|---|---|
| **Neck** | Cou |
| **Neonatology** | Néonatologie |
| **Newborn (infant)** | Nouveau-né |
| **Nipple** | Mamelon (papille) |
| **Nuchal scan (nuchal translucency)** | Clarté nucale |
| **Obstetrician** | Obstétricien |
| **Obstetrics** | Obstétrique |
| **Oogenesis** | Ovogenèse |
| **Ovarian hyperemia** | Hyperhémie ovarienne |
| **Ovary** | Ovaire |
| **Ovulation** | Ovulation |
| **Ovum** | Ovule |
| **Parent** | Géniteur |
| **Pathological birth** | Accouchement pathologique |
| **Pelvimetry** | Pelvimétrie |
| **Placenta** | Placenta |
| **Placenta accreta** | Placenta accreta |
| **Placenta previa** | Placenta praevia |
| **Placental abruption** | Abruption placentaire (rupture placentaire) |
| **Placental estrogen** | Oestrogène placentaire |
| **Placental progesterone** | Progestérone placentaire |
| **Plagiocephaly** | Plagiocéphalie |
| **Postmature birth** | Naissance après terme |
| **Postnatal (postpartum period, puerperium)** | Post-partum |
| **Postnatal depression (postpartum depression)** | Dépression post-natale (dépression post-partum) |
| **Postpartum psychosis** | Psychose puerpérale |
| **Pregnancy** | Grossesse |
| **Pregnancy risk factors** | Facteurs de risque de la grossesse |
| **Premature birth** | Prématurité |
| **Premature rupture of membranes** | Rupture prématurée des membranes |
| **Preterm newborn** | Nouveau-né prématuré |
| **Primigravida** | Primigeste |
| **Progesterone** | Progestérone |
| **Prolactin** | Prolactine |
| **Prolonged birth** | Accouchement prolongé |
| **Puerperal fever** | Fièvre puerpérale |
| **Puerperal mastitis** | Mammite puerpérale |
| **Puerperal sepsis** | Septicémie puerpérale |
| **Push** | Pousser |
| **Pyelonephritis** | Pyélonéphrite |
| **Quadruplets** | Quadruplés |
| **Rupture of membranes** | Rupture des membranes |
| **Semen (sperm)** | Sperme |
| **Sperm bank** | Banque du sperme |
| **Sperm viability** | Viabilité du sperme |
| **Spermatozoon (sperm cell)** | Spermatozoïde |
| **Spontaneous abortion (miscarriage)** | Fausse couche |
| **Stage of birth** | Stade du travail |
| **Stillborn** | Mort-né |
| **Suckling** | Succion |
| **Surgical removal of the uterus (hysterectomy)** | Enlèvement chirurgical de l'uterus (hystérectomie) |
| **Surrogate mother (womb mother)** | Mère porteuse |
| **TORCH infections** | Infections TORCH |
| **Transverse fetal position** | Position transversale du foetus |
| **Twins** | Jumeaux |
| **Ultrasound (medical ultrasonography)** | Échographie |
| **Umbilical cord** | Cordon ombilical |
| **Umbilical cord prolapse** | Prolapsus du cordon ombilical |
| **Urinary incontinence** | Incontinence urinaire |
| **Urinary retention (ischuria)** | Rétention d'urine |
| **Uterine anomalies** | Malformations utérines |
| **Vacuum extractor (ventouse)** | Vacuum extractor |
| **Vagina** | Vagin |
| **Vomiting** | Vomissement |
| **Water birth** | Accouchement dans l'eau |
| **Womb (uterus)** | Utérus |

DICTIONNAIRE DES URGENCES MÉDICALES

Français - Anglais

DICTIONARY OF MEDICAL EMERGENCIES

French – English

| NUMÉROS | NUMBERS |
|---|---|
| **Zéro** | Zero |
| **Un** | One |
| **Deux** | Two |
| **Trois** | Three |
| **Quatre** | Four |
| **Cinq** | Five |
| **Six** | Six |
| **Sept** | Seven |
| **Huit** | Eight |
| **Neuf** | Nine |
| **Dix** | Ten |
| **Onze** | Eleven |
| **Douze** | Twelve |
| **Treize** | Thirteen |
| **Quatorze** | Fourteen |
| **Quinze** | Fifteen |
| **Seize** | Sixteen |
| **Dix-sept** | Seventeen |
| **Dix-huit** | Eighteen |
| **Dix-neuf** | Nineteen |
| **Vingt** | Twenty |
| **Vingt et un** | Twenty-one |
| **Vingt-deux** | Twenty-two |
| **Trente** | Thirty |
| **Quarante** | Forty |
| **Cinquante** | Fifty |
| **Soixante** | Sixty |
| **Soixante-dix** | Seventy |
| **Quatre-vingts** | Eighty |
| **Quatre-vingt-dix** | Ninety |
| **Cent** | Hundred |
| **Cent un** | One hundred and one |
| **Cent vingt-trois** | One hundred and twenty-three |
| **Deux cents** | Two hundred |
| **Trois cents** | Three hundred |
| **Quatre cents** | Four hundred |
| **Cinq cents** | Five hundred |
| **Six cents** | Six hundred |
| **Sept cents** | Seven hundred |
| **Huit cents** | Eight hundred |
| **Neuf cents** | Nine hundred |
| **Mille** | Thousand |
| **Deux mille** | Two thousand |
| **Million** | Million |
| **Milliard** | Milliard (billion) |

| ORIENTATION DANS LE TEMPS | ORIENTATION IN TIME |
|---|---|
| **Hier** | Yesterday |
| **Aujourd'hui** | Today |
| **Demain** | Tomorrow |
| **Année** | Year |
| **Mois** | Month |
| **Semaine** | Week |
| **Jour** | Day |
| **Heure** | Hour |
| **Minute** | Minute |
| **Seconde** | Second |
| **Matin** | Morning |
| **Après-midi** | Afternoon |
| **Soir** | Evening |
| **Nuit** | Night |

| ORIENTATION DANS L'ESPACE | ORIENTATION IN SPACE |
|---|---|
| **En haut (au-dessus)** | Up (above) |
| **En bas (au-dessous)** | Down (below) |
| **Gauche** | Left |
| **Droite** | Right |
| **Devant** | In front |
| **Derrière** | Behind |
| **Dedans** | Inside |
| **Dehors** | Outside |

| LES ACCIDENTS, CATASTROPHES ET DÉTRESSE | ACCIDENTS, CATASTROPHES AND DISTRESS |
|---|---|
| **"Aide!"** | "Help!" |
| **Abri** | Shelter |
| **Accident aérien** | Airplane crash |
| **Accident automobile (accident de la route)** | Car accident |
| **Accident domestique** | Domestic accident |
| **Accident du travail** | Occupational accident |
| **Accident nucléaire** | Nuclear accident |
| **Accident sur la voie publique** | Traffic accident |
| **Alarme** | Alarm |
| **Appel à l'aide** | Call for help |
| **Appel SOS** | SOS call |
| **Arme** | Weapon |
| **Arme à feu** | Firearm |
| **Arme atomique** | Atomic weapons |
| **Arme biologique** | Biological weapon |
| **Arme chimique** | Chemical weapon |
| **Arme conventionnelle** | Conventional weapon |
| **Arme de contact** | Cold weapon |
| **Arme de destruction massive** | Weapon of mass destruction |
| **Arme de laser** | Laser weapon |
| **Arme nucléaire** | Nuclear weapon |
| **Arme nucléaire stratégique** | Strategic nuclear weapon |

| | |
|---|---|
| **Arme nucléaire tactique (mini-nuke)** | Tactical nuclear weapon |
| **Arme nucléaire, biologique et chimique (NBC)** | ABC weapons |
| **Attaque** | Attack |
| **Attaque aérienne** | Air attack |
| **Attaque de pirates** | Pirate attack |
| **Attaque de requin** | Shark attack |
| **Attaque physique** | Physical assault |
| **Attaque terroriste** | Terrorist attack |
| **Avalanche** | Avalanche |
| **Bacteria** | Bacteria |
| **Balle** | Bullet |
| **Banquise** | Sea ice |
| **Bombe** | Bomb |
| **Bombe à hydrogène (bombe H)** | Hidrogen bomb (H-bomb) |
| **Bombe à neutrons** | Neutron bomb |
| **Bombe atomique (bombe A)** | Atomic bomb (A-bomb) |
| **Bombe radiologique (bombe sale)** | Dirty bomb |
| **Bombe salée** | Cobalt bomb |
| **Bouée couronne** | Lifebelt (lifebuoy) |
| **Brise-glace** | Icebreaker |
| **Camp de réfugiés** | Refugee camp |
| **Canot de secours** | Lifeboat |
| **Cellule terroriste (cellule dormante)** | Terrorist cell |
| **Champ de mines** | Mine field |
| **Chien de sauvetage** | Search and rescue dog |
| **Chute** | Fall |
| **Collision** | Collision |
| **Combat** | Fight |
| **Corde** | Rope |
| **Coup** | Stroke (hit, blow) |
| **Coup de chaleur** | Heat stroke |
| **Déchet radioactif (déchet nucléaire)** | Nuclear waste (radioactive waste) |
| **Déminage** | Mine clearance (demining) |
| **Eau** | Water |
| **Échouage du navire** | Stranding of a ship |
| **Électrisation (électrocution)** | Electric shock |
| **Enlèvement (rapt)** | Kidnapping |
| **Épave de navire** | Ship wreck |
| **Épidémie** | Epidemic |
| **Équipie de recherche et sauvetage** | Search and rescue team |
| **Éruption volcanique** | Volcanic eruption |
| **Esclavage** | Slavery |
| **Essai nucléaire** | Nuclear weapons testing |
| **Explosif** | Explosive |
| **Explosion** | Explosion |
| **Feu** | Fire |
| **Foudre** | Thunderclap |
| **Gaz toxique** | Poison gas |
| **Gilet de sauvetage** | Lifejacket (life vest) |
| **Glace** | Ice |
| **Grotte** | Cave |
| **Guerre** | War |
| **Hélicoptère** | Helicopter (chopper) |
| **Homicide (assassinat)** | Homicide (murder) |
| **Iceberg** | Iceberg |
| **Incendie** | Fire (conflagration) |
| **Inondation** | Flood |
| **Invasion** | Invasion |
| **Lac** | Lake |
| **Lave** | Lava |
| **Mer** | Sea |
| **Mine** | Mine |
| **Mine marine (mine sous-marine)** | Naval mine |
| **Mine terrestre** | Land mine |
| **Montagne** | Mountain |
| **Naufrage du navire** | Sinking of a ship |
| **Navire** | Ship |
| **Neige** | Snow |
| **Neurotoxine** | Neurotoxin |
| **Noyade** | Drowning |
| **Noyé** | Drowned person |
| **Onde de marée** | Tidal wave |
| **Otage** | Hostage |
| **Ouragan** | Hurricane |
| **Pandémie** | Pandemic |
| **Parachute** | Parachute |
| **Pirate** | Pirate |
| **Plutonium** | Plutonium |
| **Pollution chimique** | Chemical pollution |
| **Rayonnement** | Radiation |
| **Recherche** | Search |
| **Réfugié** | Refugee |
| **Rivière** | River |
| **Roche** | Rock |
| **Ruine** | Ruins |
| **Sauvetage** | Salvage |
| **Sauvetage en mer** | Marine salvage |
| **Sauveur** | Rescuer |
| **Sécurité civile** | Civil defense |
| **Séisme (tremblement de terre)** | Earthquake |
| **Shrapnel** | Shrapnel |
| **Signal d'alarme** | Alarm signal |
| **Suicide** | Suicide |
| **Tempête** | Storm |
| **Tempête de neige** | Snow storm |

| | |
|---|---|
| **Tempête de sable** | Sandstorm |
| **Terre** | Land |
| **Terroriste** | Terrorist |
| **Trafic d'êtres humains** | Human trafficking |
| **Trombe marine** | Waterspout |
| **Tsunami (raz-de-marée)** | Tsunami |
| **Typhon** | Typhoon |
| **Uranium** | Uranium |
| **Uranium enrichi** | Enriched uranium |
| **Victime** | Victim |
| **Viol** | Rape (violation) |
| **Virus** | Virus |
| **Vol** | Robbery |

| **PARTIES DU CORPS HUMAIN** | **PARTS OF THE HUMAN BODY** |
|---|---|
| **Abdomen** | Belly (abdomen) |
| **Acetabulum** | Acetabulum |
| **Acétylcholine** | Acetylcholine |
| **Acide aminé** | Amino acid |
| **Acide désoxyribo-nucléique** | Deoxyribonucleic acid (DNA) |
| **Acide gastrique** | Gastric acid |
| **Acide ribonucléique (ARN)** | Ribonucleic acid |
| **Adénohypophyse** | Adenohypophysis |
| **Adrénaline** | Adrenalin (adrenaline) |
| **Agglutinine** | Agglutinin |
| **Agglutinogène** | Agglutinogen |
| **Aine** | Groin |
| **Aisselle** | Armpit (axilla, underarm) |
| **Albumine** | Albumin |
| **Aldostérone** | Aldosterone |
| **Alvéole** | Alveolus |
| **Ammoniac** | Ammonia |
| **Annulaire** | Ring finger |
| **Anus** | Anus |
| **Aorte** | Aorta |
| **Aorte abdominale** | Abdominal aorta |
| **Aorte thoracique** | Thoracic aorta |
| **Aponévrose** | Aponeurosis |
| **Appendice iléo-caecal (appendice, appendice vermiforme)** | Vermiform appendix (cecal appaendix) |
| **Arachnoïde** | Arachnoid mater |
| **Artère** | Artery |
| **Artère coronaire** | Coronary artery |
| **Artère pulmonaire** | Pulmonary artery |
| **Artériole** | Arteriole |
| **Articulation** | Joint |
| **Articulation oléacranienne** | Elbow joint |
| **Astrocyte** | Astrocyte |
| **Auriculaire (petit doigt)** | Little finger (pinky) |
| **Avant-bras** | Forearm |
| **Base du crâne** | Skull base |
| **Bassin osseux** | Innominate bone (pelvis) |
| **Bile** | Gall (bile) |
| **Bilirubine** | Bilirubin |
| **Bouche** | Mouth |
| **Bourse séreuse** | Synovial bursa |
| **Bras** | Arm |
| **Bronche** | Bronchus |
| **Bronchiole** | Bronchiole |
| **Cage thoracique** | Rib cage |
| **Calcanéus (calcanéum)** | Calcaneus |
| **Calcitonine** | Calcitonin |
| **Canal de Schlemm** | Canal of Schlemm |
| **Canal éjaculateur** | Ejaculatory duct |
| **Canal lacrymonasal (canal lacrimal, canal des larmes)** | Nasolacrimal duct (tear duct) |
| **Canine** | Canine tooth |
| **Capillaire** | Capillary |
| **Capsule articulaire** | Articular capsule (joint capsule) |
| **Carpe** | Carpus |
| **Cartilage** | Cartilage |
| **Cartilage articulaire** | Joint cartilage |
| **Cartilage cricoïde** | Cartilage ring |
| **Catécholamine** | Catecholamine |
| **Cavité buccale** | Mouth cavity (oral cavity) |
| **Cavité tympanique** | Tympanic cavity |
| **Cellule** | Cell |
| **Cément** | Cementum |
| **Cerveau** | Brain |
| **Cervelet** | Cerebellum |
| **Cheveu** | Hair |
| **Cheville (cou-de pied)** | Ankle joint |
| **Cholestérol** | Cholesterol |
| **Choroïde** | Choroid |
| **Cil** | Eyelash |
| **Cire de l'oreille (cérumen)** | Earwax (cerumen) |
| **Clavicule** | Collarbone (clavicle) |
| **Clitoris** | Clitoris |
| **Coccyx** | Tailbone (coccyx) |
| **Cochlée** | Cochlea |
| **Coeur** | Heart |
| **Collagène** | Collagen |
| **Côlon sigmoïde** | Sigmoid colon |
| **Colonne vertébrale (rachis)** | Spine (spinal column, backbone) |

| | |
|---|---|
| **Complexe articulaire de l'épaule** | Shoulder joint |
| **Conduit auditif externe (canal auriculaire)** | Auditory canal (ear canal) |
| **Corde vocale** | Vocal chord |
| **Cornée** | Cornea |
| **Corps jaune** | Corpus luteum |
| **Cortex cérébral (écorce cérébrale)** | Cerebral cortex |
| **Corticostéroïde** | Corticosteroid |
| **Corticostérone** | Corticosterone |
| **Cortisol (hydro-cortisone)** | Cortisol |
| **Cortisone** | Cortisone |
| **Côte** | Rib |
| **Cou** | Neck |
| **Articulation oléacranienne** | Elbow joint |
| **Couronne de la dent** | Crown of a tooth |
| **Crâne** | Skull |
| **Cristallin** | Lens |
| **Cuir chevelu** | Scalp |
| **Cuisse** | Thigh |
| **Dendrite** | Dendrite |
| **Dent** | Tooth |
| **Dent temporaire** | Milk tooth |
| **Dentine (ivoire)** | Dentin |
| **Diaphragme** | Diaphragm |
| **Diencéphale** | Diencephalon |
| **Disque intervertébral** | Intervertebral disc |
| **Doigt** | Finger |
| **Dos** | Back |
| **Duodénum** | Duodenum |
| **Dure-mère** | Dura mater |
| **Élastine** | Elastin |
| **Électrolyte** | Electrolyte |
| **Émail dentaire** | Tooth enamel |
| **Enclume** | Anvil (incus) |
| **Éosinophile** | Eosinophil |
| **Épaule** | Shoulder |
| **Épididyme** | Epididymis |
| **Érythrocyte (hématie, globule rouge)** | Erythrocyte (red blood cell) |
| **Estomac** | Stomach |
| **Estradiol** | Estradiol |
| **Estrogène** | Estrogen |
| **Étrier** | Stirrup (stapes) |
| **Face de la cavité abdominale** | Abdominal wall |
| **Faisceau de His** | Bundle of His |
| **Fascia musculaire (périmysium)** | Muscular fascia |
| **Fèces** | Stool (feces) |
| **Fibrine** | Fibrin |
| **Fibrinogène** | Fibrinogen |
| **Fibroblaste** | Fibroblast |
| **Fibula (péroné)** | Fibula (calf bone) |
| **Fluide corporel** | Body fluid |
| **Foie** | Liver |
| **Front** | Forehead |
| **Ganglion lymphatique (noeud lymphatique)** | Lymph gland (lymph node) |
| **Gaz** | Gas |
| **Gencive** | Gums (gingiva) |
| **Gland** | Glans |
| **Glande** | Gland |
| **Glande de Bartholin** | Bartholin's gland |
| **Glande de Cowper (glande bulbo-uretrale)** | Bulbourethral gland (Cowper's gland) |
| **Glande lacrymale** | Lachrymal gland |
| **Glande pinéale (épiphyse)** | Pineal body (pineal gland, epiphysis) |
| **Glande salivaire** | Salivary gland |
| **Glande sébacée** | Sebaceous gland |
| **Glande sudoripare (sudorale)** | Sweat gland |
| **Glande surrénale** | Adrenal gland |
| **Globe oculaire** | Eyeball |
| **Globuline** | Globulin |
| **Glomérule** | Glomerulus |
| **Glucagon** | Glucagon |
| **Glucocorticoïde** | Glucocorticoid |
| **Glucose** | Glucose |
| **Glycogène** | Glycogen |
| **Gonade** | Sex gland (gonad) |
| **Gonadotrophine** | Gonadotrophin |
| **Gorge** | Throat |
| **Granulocyte (polynucléaire)** | Granulocyte |
| **Granulocyte basophile** | Basophil granulocyte |
| **Gros intestin (côlon)** | Large intestine (colon) |
| **Groupe sanguin** | Blood group |
| **Groupe sanguin A** | Blood group A |
| **Groupe sanguin AB** | Blood group AB |
| **Groupe sanguin B** | Blood group B |
| **Groupe sanguin 0** | Blood group 0 |
| **Hanche** | Hip joint |
| **Hémoglobine** | Hemoglobin |
| **Hidrate de carbone (glucide)** | Carbohydrate |
| **Hormne lutéinisante** | Luteinising hormone |
| **Hormone** | Hormone |
| **Hormone antidiurétique (vasopressine)** | Antidiuretic hormone (vasopressin) |

| | |
|---|---|
| **Hormone corticotrope (adrenocorticotropic hormone, ACTH)** | Corticotropin (adrenocorticotropic hormone) |
| **Hormone de croissance (somatotropine)** | Growth hormone (somatotrophin) |
| **Hormone mélanotrope (mélanocortine, mélanotropine)** | Melanotropin |
| **Humérus** | Upper arm bone (humerus) |
| **Hymen** | Hymen |
| **Hypophyse (glande pituitaire)** | Hypophysis (pituitary gland) |
| **Hypothalamus** | Hypothalamus |
| **Iléon (ileum)** | Ileum |
| **Ilion (ilium)** | Ilium |
| **Immunoglobuline** | Immunoglobulin |
| **Incisive** | Incisor |
| **Index** | Forefinger |
| **Insuline** | Insulin |
| **Intestin** | Intestine |
| **Intestin grêle** | Small intestine |
| **Iris** | Iris |
| **Ischium** | Ischium |
| **Jambe** | Lower leg |
| **Jéjunum** | Jejunum |
| **Joue** | Cheek |
| **Kératine** | Keratin |
| **Langue** | Tongue |
| **Larme** | Tear |
| **Larynx** | Larynx |
| **Leucocyte** | Leukocyte |
| **Lèvre** | Lip |
| **Ligament** | Ligament |
| **Liquide cérébro-spinal** | Cerebrospinal fluid |
| **Liquide interstitiel** | Interstitial fluid |
| **Liquide synovial** | Synovial fluid (synovia) |
| **Lombes** | Loin |
| **Lymphe** | Lymph |
| **Lymphocyte** | Lymphocyte |
| **Mâchoire** | Jaw |
| **Main** | Hand |
| **Majeur** | Middle finger |
| **Mamelon (papille)** | Nipple |
| **Mandibule** | Lower jaw (mandible) |
| **Marteau (malléus)** | Hammer (malleus) |
| **Matière grasse** | Fat |
| **Mélanine** | Melanin |
| **Mélatonine (hormone du sommeil)** | Melatonin |
| **Membrane synoviale** | Synovial membrane |
| **Membre inférieur** | Leg |
| **Méninge** | Meninx |
| **Ménisque** | Meniscus |
| **Menton** | Chin |
| **Métacarpe** | Metacarpus |
| **Métatarse** | Metatarsus |
| **Minéralcorticoïde** | Mineralcorticoid |
| **Moelle allongée (medulla oblongata, bulbe rachidien, myélencéphale)** | Medulla oblongata |
| **Moelle du cerveau** | Brain marrow |
| **Moelle épinière (moelle spinale)** | Spinal cord |
| **Moelle osseuse** | Bone marrow |
| **Molaire** | Molar |
| **Mollet** | Calf |
| **Monocyte** | Monocyte |
| **Mucus** | Mucus |
| **Muqueuse** | Mucous membrane |
| **Muqueuse gastrique** | Gastric mucous membrane |
| **Muscle** | Muscle |
| **Muscle adducteur** | Adductor muscle |
| **Muscle biceps brachial** | Biceps brachii muscle |
| **Muscle biceps fémoral** | Biceps femoris muscle |
| **Muscle brachial** | Brachialis muscle |
| **Muscle ciliaire** | Ciliary muscle |
| **Muscle couturier (muscle sartorius)** | Tailor's muscle (sartorius muscle) |
| **Muscle deltoïde** | Deltoid muscle |
| **Muscle glutéal** | Gluteal muscle |
| **Muscle grand pectoral** | Pectoralis major muscle |
| **Muscle intercostal** | Intercostal muscle |
| **Muscle lisse** | Smooth muscle |
| **Muscle masséter** | Masseter muscle |
| **Muscle oblique de l'abdomen** | Abdominal oblique muscle |
| **Muscle petit pectoral** | Pectoralis minor muscle |
| **Muscle quadriceps fémoral** | Quadriceps femoris muscle |
| **Muscle rhomboïde** | Rhomboid muscle |
| **Muscle semi-membraneux** | Semimembranosus muscle |
| **Muscle semi-tendineux** | Semitendinosus muscle |
| **Muscle strié** | Striated muscle |
| **Muscle trapèze** | Trapezius muscle |
| **Muscle triceps brachial** | Triceps brachii muscle |
| **Muscle triceps sural** | Triceps surae muscle |

| | |
|---|---|
| **Myocarde** | Cardiac muscle (myocardium) |
| **Narine** | Nostril |
| **Nerf** | Nerve |
| **Nerf crânien** | Cranial nerve |
| **Nerf optique** | Optic nerve |
| **Nerf spinal** | Spinal nerve |
| **Nerf vestibulocochléaire (nerf auditif)** | Acoustic nerve (vestibulocochlear nerve) |
| **Nez** | Nose |
| **Noeud atrio-ventriculaire** | Atrioventricular node |
| **Noradrénaline** | Noradrenaline |
| **Nuque** | Nape (occiput) |
| **Ocytocine (oxytocine)** | Oxytocin |
| **Oeil** | Eye |
| **Oesophage** | Gullet (oesophagus) |
| **Ombilic (nombril)** | Navel (belly button) |
| **Omoplate (scapula)** | Shoulder blade (scapula) |
| **Ongle** | Nail |
| **Orbite de l'oeil** | Eye orbit |
| **Oreille** | Ear |
| **Oreille moyenne** | Middle ear |
| **Oreillette** | Cardiac atrium |
| **Organe** | Organ |
| **Orteil** | Toe |
| **Os** | Bone |
| **Os coxal** | Hip bone |
| **Os de la cuisse (fémur)** | Thighbone (femur) |
| **Os du carpe** | Wrist bone (carpal bone) |
| **Os du métatarse** | Metatarsal bone |
| **Os du tarse** | Tarsal bone |
| **Os ethmoïde** | Ethmoid bone |
| **Os frontal** | Frontal bone |
| **Os hyoïde (os lingual)** | Hyoid bone (lingual bone) |
| **Os lacrymal (unguis)** | Lachrymal bone |
| **Os maxillaire** | Upper jaw (maxilla) |
| **Os métacarpe** | Metacarpal bone |
| **Os nasal** | Nasal bone |
| **Os occipital** | Occipital bone |
| **Os palatin** | Palatine bone |
| **Os pariétal** | Parietal bone |
| **Os pubien** | Pubis (pubic bone) |
| **Os sésamoïde** | Sesamoid bone |
| **Os sphénoïde** | Sphenoid bone |
| **Os temporal** | Temporal bone |
| **Os zygomatique (zygoma)** | Zygoma (cheekbone, malar bone) |
| **Ovaire** | Ovary |
| **Ovule** | Ovum |
| **Palais osseux** | Hard palate |
| **Palaise** | Palate |
| **Pancréas** | Pancreas |
| **Papille gustative** | Taste bud |
| **Parathormone (hormone parathyroïdienne)** | Parathyroid hormone |
| **Parathyroïde** | Parathyroid gland |
| **Parti supérieur du dos** | Upper back |
| **Partie supérieure du bras** | Upper arm |
| **Paume** | Palm |
| **Paupière** | Eyelid |
| **Pavillon auriculaire** | Pinna (auricle) |
| **Peau** | Skin |
| **Pénis** | Penis |
| **Péricarde** | Pericardium |
| **Périnée** | Perineum |
| **Péritoine** | Peritoneum |
| **Phalange** | Phalanx bone |
| **Pharynx** | Pharynx (gullet, gorge) |
| **Phospholipide** | Phospholipid |
| **Pie-mère** | Pia mater |
| **Pied** | Foot |
| **Plante** | Sole |
| **Plasma sanguin** | Plasma |
| **Plèvre** | Pleura |
| **Plèvre pariétale** | Parietal pleura |
| **Plèvre viscérale** | Visceral pleura |
| **Poignet** | Wrist |
| **Pomme d' Adam** | Adam's apple |
| **Pore** | Pore |
| **Pouce** | Thumb |
| **Poumon** | Lung |
| **Poumons** | Lungs |
| **Prémolaire** | Premolar |
| **Prépuce** | Foreskin (prepuce) |
| **Progestérone** | Progesterone |
| **Prostate** | Prostate |
| **Protéine** | Protein |
| **Pulpe dentaire** | Dental pulp |
| **Pupille** | Pupil |
| **Racine dentaire** | Root of a tooth |
| **Radius** | Radius |
| **Rate** | Spleen |
| **Rein** | Kidney |
| **Rétine** | Retina |
| **Rotule (patella)** | Kneecap (patella) |
| **Salive** | Saliva (spit, slobber) |
| **Sang** | Blood |
| **Sclère** | Sclera |
| **Sébum** | Sebum |
| **Sein** | Breast |
| **Sinus** | Sinus |
| **Sourcils** | Eyebrow |
| **Spermatozoïde** | Sperm (spermatozoon) |

| | |
|---|---|
| **Sperme** | Semen |
| **Sphincter** | Sphincter |
| **Squelette** | Skeleton |
| **Sternum** | Breastbone (sternum) |
| **Suc gastrique** | Gastric juice |
| **Suc intestinal** | Intestinal juice |
| **Suc pancréatique** | Pancreatic juice |
| **Sueur** | Sweat |
| **Synapse** | Synapse |
| **Système nerveux orthosympathique (système nerveux sympathique)** | Sympathetic nervous system |
| **Système nerveux parasympatique (système vagal)** | Parasympathetic nervous system |
| **Système Rhésus négatif** | Rh factor negative |
| **Système Rhésus positif** | Rh factor positive |
| **Talon** | Heel |
| **Tarse** | Tarsus |
| **Télencéphale (cerveau)** | Cerebrum (telencephalon) |
| **Tempe** | Temple |
| **Tendon** | Tendon (sinew) |
| **Testicule** | Testicle |
| **Testostérone** | Testosterone |
| **Tête** | Head |
| **Thalamus** | Thalamus |
| **Thrombocyte** | Thrombocyte |
| **Thymus** | Thymus |
| **Thyréostimuline (thyréotropine)** | Thyroid-stimulating hormone (TSH, thyrotropin) |
| **Thyroïde** | Thyroid |
| **Thyroxine** | Thyroxine |
| **Tibia** | Shinbone (tibia) |
| **Tissu** | Tissue |
| **Tissu adipeux (masse grasse)** | Fat tissue |
| **Tonsille** | Tonsil |
| **Torse** | Chest |
| **Trachée** | Windpipe (trachea) |
| **Triglycéride** | Triglyceride |
| **Triiodothyronine** | Triiodothyronine |
| **Trompe de Fallope** | Fallopian tube (oviduct) |
| **Tronc** | Trunk (torso) |
| **Tronc cérébral** | Brain stem |
| **Tympan** | Eardrum (tympanic membrane) |
| **Ulna (cubitus)** | Ulna |
| **Urée (carbamide)** | Urea |
| **Uretère** | Ureter |
| **Urètre** | Urethra |
| **Urine** | Urine |
| **Utérus** | Womb (uterus) |
| **Vagin** | Vagina |
| **Vaisseau lymphatique** | Lymph vessel |
| **Vaisseau sanguin** | Blood vessel |
| **Valve** | Valve (valvula) |
| **Valve aortique** | Aortic valve |
| **Valve cardiaque** | Heart valve (cardiac valve) |
| **Valve mitrale (valve bicuspide)** | Mitral valve (bicuspid valve) |
| **Valve tricuspide** | Tricuspid valve |
| **Veine** | Vein |
| **Veine cave inférieure** | Inferior vena cava |
| **Veine cave supérieure** | Superior vena cava |
| **Veine porte** | Portal vein |
| **Veinule (vénule)** | Venule |
| **Ventricule** | Ventricle |
| **Ventricule cardiaque** | Cardiac ventricle |
| **Ventricule cérébral** | Brain ventricle |
| **Vertèbre** | Vertebra |
| **Vertèbre coccygienne** | Coccygeal vertebra |
| **Vertèbre lombale** | Lumbar vertebra |
| **Vertèbre sacrale** | Sacral vertebra |
| **Vertèbre thoracique** | Thoracic vertebra |
| **Vertex** | Vertex (crown of head) |
| **Vésicule biliare (cholécyste)** | Gall bladder |
| **Vésicule séminale (glande vésiculeuse)** | Seminal vesicle |
| **Vessie** | Urinary bladder |
| **Vestibule** | Vestibule |
| **Villosité intestinale** | Intestinal villus |
| **Visage** | Face |
| **Voie biliaire** | Bile duct |
| **Voile du palais** | Soft palate |
| **Vomer** | Vomer |
| **Vulve** | Vulva |

| **LES SYMPTÔMES, BLESSURES ET MALADIES** | **SYMPTOMS, INJURIES AND DISEASES** |
|---|---|
| **Abaissement de la paupière supérieure (blépharoptose)** | Drooping of the upper eyelid (blepharoptosis) |
| **Abcès** | Abscess |
| **Abcès anale** | Anal abscess |
| **Abcès cérébral** | Brain abscess |
| **Abcès de Brodie** | Brodie abscess |
| **Abcès hépatique** | Liver abscess |
| **Abcès périamygdalien** | Quinsy (peritonsillar abscess) |
| **Abcès périanal** | Perianal abscess |
| **Abcès périnéphrique** | Perinephric abscess |
| **Abcès pulmonaire** | Lung abscess |
| **Abdomen aigu** | Acute abdomen |
| **Aboulie** | Aboulia (disorder of diminished motivation) |
| **Absence de descente des testicules** | Undescended testicle |
| **Absence de la conscience** | Unconsciousness |
| **Absence de pouls** | Absence of pulse |
| **Absence des règles (aménorrhée)** | Absence of menstrual period (amenorrhea) |
| **Acariase** | Acariasis |
| **Accident thromboembolique** | Thromboembolism |
| **Achlorhydrie** | Achlorhydria |
| **Achondroplasie** | Achondroplasia |
| **Acidose** | Acidosis |
| **Acidose métabolique** | Metabolic acidosis |
| **Acidose tubulaire rénale** | Renal tubular acidosis |
| **Acné** | Acne |
| **Acné papulo-pustuleuse** | Acne vulgaris |
| **Acouphène** | Ringing in ears (tinnitus) |
| **Acrocyanose** | Acrocyanosis |
| **Acromégalie** | Acromegaly |
| **Acrophobie (peur des hauteurs)** | Acrophobia (fear of heights) |
| **Actinomycose** | Actinomycosis |
| **Adénocarcinome** | Adenocarcinoma |
| **Adénome** | Adenoma |
| **Adénome hépatocellulaire** | Hepatocellular adenoma |
| **Adénome tubulaire** | Tubular adenoma |
| **Adénopathie** | Adenopathy |
| **Adénose sclérosante** | Sclerosing adenosis |
| **Aerophobie (peur de l'avion)** | Aviophobia (fear of flying) |
| **Affaiblissement de l'organisme (asthénie)** | Loss of strenght (asthenia) |
| **Agénésie** | Agenesis (absence of an organ) |
| **Agénésie rénale** | Renal agenesis |
| **Angiome** | Angioma |
| **Agranulocytose** | Agranulocytosis |
| **Albinisme** | Albinism |
| **Albuminurie** | Albuminuria |
| **Alcalose** | Alkalosis |
| **Alcalose respiratoire** | Respiratory alkalosis |
| **Alcoolisme** | Alcoholism |
| **Algie vasculaire de la face** | Cluster headache |
| **Algodystrophie** | Algodystrophy |
| **Allergie** | Allergy |
| **Allergie à la poussière** | Dust allergy |
| **Allergie alimentaire** | Food allergy |
| **Allergie au pollen** | Pollen allergy |
| **Allergie aux animaux à poils** | Fur allergy |
| **Allergie aux médicaments** | Drug allergy |
| **Allergie aux plumes** | Feather allergy |
| **Alopécie** | Alopecia |
| **Alopécie areata** | Alopecia areata |
| **Alopécie universalis** | Alopecia universalis |
| **Altération d'origine chimique** | Chemical injuries |
| **Amaigrissement** | Weight loss (weight reduction) |
| **Amibiase (dysenterie amibienne)** | Amebiasis (amebic dysentery) |
| **Amnésie** | Amnesia |
| **Amputation** | Amputation |
| **Amylose (amyloïdose, maladie orpheline)** | Amyloidosis |
| **Analgésie** | Analgesia (loss of pain sensation) |
| **Androblastome (tumeur à cellule de Sertoli et Leydig)** | Androblastoma (Sertoli-Leydig cell tumor) |
| **Anémie** | Anemia |
| **Anémie aplasique** | Aplastic anemia |
| **Anémie des maladies chroniques** | Anemia of chronic disease |
| **Anémie ferriprive** | Iron deficiency anemia (sideropenic anemia) |

| | |
|---|---|
| **Anémie hémolytique** | Hemolytic anemia |
| **Anémie hypochrome** | Hypochromic anemia |
| **Anémie mégaloblastique** | Megaloblastic anemia |
| **Anémie pernicieuse** | Pernicious anemia |
| **Anencéphalie** | Anencephaly |
| **Anévrisme (anévrysme)** | Aneurysm (aneurism) |
| **Anévrisme aortique thoracique** | Thoracic aortic aneurysm |
| **Anévrisme congénital de l'artère à la base du cerveau** | Congenital aneurysm of arteries at the base of the brain |
| **Anévrisme de l'aorte** | Aortic aneurysm |
| **Anévrisme de l'aorte abdominale** | Abdominal aortic aneurysm |
| **Anévrisme intra-crânien** | Cerebral aneurysm |
| **Anévrisme intracrânien en forme de sac** | Ball-shaped aneurysm of the brain artery |
| **Angine** | Angina |
| **Angine de poitrine (angor)** | Angina pectoris |
| **Angine de Prinzmetal** | Prinzmetal's angina |
| **Angiome** | Angioma |
| **Angiome stellaire** | Spider angioma (spider nevus) |
| **Angiosarcome** | Angiosarcoma |
| **Anisakiase** | Anisakiasis |
| **Ankylose** | Ankylosis (joint stiffness) |
| **Ankylostomose** | Ancylostomiasis |
| **Anomalie cérébrovasculaire** | Cerebrovascular anomaly |
| **Anomalie de Sprengel** | Sprengel's deformity |
| **Anomalie du développement cérébral** | Brain development anomaly |
| **Anomalies de développement** | Development anomalies |
| **Anorexie** | Anorexia |
| **Anthracose** | Anthracosis |
| **Anthrax** | Carbuncle |
| **Anurie (volume urinaire < 100 ml par 24 heures)** | Anuria (passage of urine < 100 ml in 24 hours) |
| **Anxiété** | Anxiety |
| **Aphte (ulcère de la muqueuse buccale)** | Aphtha (mouth ulcer) |
| **Aplasie** | Aplasia |
| **Apnée du sommeil** | Sleep apnea |

| | |
|---|---|
| **Apoplexie (attaque d'apoplexie)** | Apoplexy |
| **Appendicite aiguë** | Acute appendicitis |
| **Appétit** | Appetite |
| **Aquaphobie** | Aquaphobia |
| **Arrêt cardiaque (arrêt ventilatoire, arrêt cardio-respiratoire)** | Cardiac arrest (cardiopulmonary arrest) |
| **Arrêt de la sécrétion d'urine** | Nonpassage of urine |
| **Arrêt du développement d'un organe (aplasie d'un organe)** | Absence in development of an organ (aplasia of an organ) |
| **Arrêt respiratoire (apnée)** | Suspension of external breathing (apnea) |
| **Artérite giganto-cellulaire (maladie de Horton, artérite temporale)** | Giant cell arteritis (temporal arteritis) |
| **Artérosclérose** | Arteriosclerosis |
| **Arthrite chronique juvénile** | Juvenile rheumatoid arthritis |
| **Arthrite psoriatique** | Psoriatic arthritis |
| **Arthrite réactive (syndrome de Reiter)** | Reactive arthritis (Reiter's syndrome) |
| **Arthrite rhumatoïde** | Rheumatoid arthritis |
| **Arthrite septique** | Infectious arthritis (septic arthritis) |
| **Arthrite tuberculeuse** | Tuberculous arthritis |
| **Arthrogrypose** | Arthrogryposis |
| **Arthropathie** | Arthropathy |
| **Arthropathie hémophile** | Hemophiliac arthropathy |
| **Arthrose (arthropathie chronique dégénérative)** | Arthrosis (osteoarthritis, degenerative arthritis) |
| **Arthrose de cheville** | Ankle arthrosis |
| **Arthrose de hanche (coxarthrose)** | Hip arthrosis |
| **Arthrose de l'épaule** | Shoulder arthrosis |
| **Arthrose de le main** | Hand arthrosis |
| **Arthrose du coude** | Elbow arthrosis |
| **Arthrose du disque intervertébral** | Discarthrosis (degenerative disc disease) |
| **Arthrose du genou (gonarthrose)** | Knee arthrosis |
| **Arthrose du pied** | Foot arthrosis |
| **Arthrose du poignet** | Wrist arthrosis |
| **Arythmie** | Arrhythmia |
| **Arythmie cardiaque** | Cardiac arrhythmia |

| | |
|---|---|
| **Asbestose (amiantose)** | Asbestosis |
| **Ascaridiose** | Ascaridosis |
| **Ascite** | Ascites |
| **Aspergillome** | Aspergilloma (mycetoma, fungus ball) |
| **Aspergillose** | Aspergillose |
| **Asphyxie** | Asphyxia |
| **Asthme** | Asthma |
| **Astigmatisme** | Astigmatism |
| **Astrocytome** | Astrocytoma |
| **Ataxie héréditaire** | Hereditary ataxia |
| **Atélectasie pulmonaire** | Pulmonary atelectasis |
| **Athérosclérose** | Atherosclerosis |
| **Athétose** | Athetosis |
| **Atonie** | Atony (atonia) |
| **Atrésie anale** | Anal atresia |
| **Atrésie biliare** | Bile duct atresia |
| **Atrésie de l'oesophage** | Esophageal atresia |
| **Atrésie duodénale** | Duodenal atresia |
| **Atrésie intestinale** | Intestinal atresia |
| **Atrophie** | Atrophy |
| **Atrophie de Sudeck** | Sudeck's atrophy |
| **Atrophie multisystématisée** | Multiple system atrophy |
| **Attaque cérébrale (accident vasculaire cérébral)** | Stroke (cerebrovascular accident) |
| **Augmentation d'un ganglion lymphatique (lymphadénopathie)** | Enlarged lymph nodes (lymphadenopathy) |
| **Augmentation de la langue (macroglossie)** | Enlarged tongue (macroglossia) |
| **Augmentation du foie (hépatomégalie)** | Enlarged liver (hepatomegaly) |
| **Autisme** | Autism |
| **Automutilation** | Self-harm |
| **Aversion pour la nourriture** | Food aversion |
| **Avitaminose** | Avitaminosis |
| **Bactériémie** | Bacteremia |
| **Bactériurie** | Bacteriuria |
| **Bâillement** | Yawn |
| **Baisse de la pression artérielle (hypotension artérielle)** | Low blood pressure (hypotension) |
| **Ballonnements et vesse (flatulence)** | Bloating and gases (flatulence) |
| **Barotraumatisme** | Barotrauma |
| **Bartonellose** | Bartonellosis |
| **Basophilie** | Basophilia |
| **Blastome** | Blastoma |
| **Blastomycose** | Blastomycosis |
| **Blépharite** | Blepharitis |
| **Blessure de sportif** | Sports injury |
| **Blessure par balle** | Gunshot wound |
| **Blessure par explosion** | Explosive wound |
| **Blessure par morsure** | Bite wound |
| **Blessure thermique** | Thermal wound |
| **Blessures à la tête et blessures du cerveau** | Head and brain injuries |
| **Bloc auriculo-ventriculaire** | Atrioventricular block (AV block) |
| **Bloc de branche** | Bundle branch block |
| **Bloc trifasciculaire** | Trifascicular block |
| **Boitillement** | Limping |
| **Borréliose** | Borreliosis |
| **Bossu** | Hunchback |
| **Botulisme** | Botulism |
| **Bouchon de cérumen** | Impacted cerumen |
| **Bouffée de chaleur** | Hot flushes |
| **Boulimie** | Bulimia |
| **Brachialgie** | Brachial syndrome |
| **Bronchectasie (dilatation des bronches)** | Bronchiectasis |
| **Broncho-pneumopathie chronique obstructive** | Chronic obstructive pulmonary disease |
| **Bronchopneumonie** | Bronchopneumonia |
| **Bronchospasme** | Bronchospasm |
| **Brucellose (fièvre de Malte, fièvre méditerranéenne)** | Brucellosis |
| **Bruit anormal émis lors de la respiration (stridor)** | Breathing sound due to blockage in the airway (stridor) |
| **Brûlure** | Burn |
| **Brûlure de l'estomac (pyrosis)** | Heartburn |
| **Brûlure de méduse** | Jellyfish sting burn |
| **Brûlure électrique** | Electric shock burn |
| **Brûlures à la miction** | Urinary burning |
| **Byssinose** | Byssinosis (Monday fever) |
| **Cachexie** | Cachexia |
| **Caillot sanguin ( thrombus)** | Blood clot (thrombus) |
| **Calcification** | Calcification |
| **Calcul biliaire (cholélithiase)** | Gallstone (cholelithiasis) |
| **Calcul dans l'uretère** | Ureteral stone (ureterolithiasis) |

| | |
|---|---|
| **Calcul rénal (néphrolithiase, lithiase urinaire)** | Kidney stone (nephrolithiasis) |
| **Calcul urinaire (urolithiase)** | Bladder stone (urolithiasis) |
| **Callosité** | Callosity (thickening) |
| **Canal artériel** | Ductus arteriosus (ductus Botalli shunt) |
| **Cancer de l'estomac** | Stomach cancer (gastric cancer) |
| **Cancer de la prostate** | Prostate cancer |
| **Cancer du col utérin** | Cervical cancer |
| **Cancer du sein** | Breast cancer |
| **Candidiase** | Candidiasis (thrush) |
| **Candidose orale** | Thrush (oral candidiasis) |
| **Capacité de mouvement** | Movement ability |
| **Carcinoïde** | Carcinoid |
| **Carcinoïde bronchiale** | Bronchial carcinoid |
| **Carcinome** | Carcinoma |
| **Carcinome à cellules rénales** | Renal cell carcinoma (hypernephroma) |
| **Carcinome à cellules de transition** | Transitional cell carcinoma |
| **Carcinome anaplastique** | Anaplastic carcinoma |
| **Carcinome basocellulaire** | Basal cell carcinoma |
| **Carcinome bronchique** | Bronchial carcinoma |
| **Carcinome de l'endomètre** | Endometrial carcinoma |
| **Carcinome de l'estomac** | Gastric carcinoma |
| **Carcinome de la prostate** | Prostate carcinoma |
| **Carcinome du col utérin** | Cervical carcinoma |
| **Carcinome du sein** | Breast carcinoma |
| **Carcinome embryonnaire** | Embryonal carcinoma |
| **Carcinome épithélial** | Epithelial carcinoma |
| **Carcinome hépatocellulaire** | Hepatocellular carcinoma |
| **Carcinome médullaire** | Medullary carcinoma |
| **Carcinome papillaire** | Papillary carcinoma |
| **Carcinome spinocellulaire** | Squamous cell carcinoma (planocellular carcinoma) |
| **Carcinose** | Carcinosis |
| **Carcinose péricardique** | Pericardial carcinosis |
| **Carcinose péritonéale** | Peritoneal carcinosis |
| **Carcinose pleurale** | Pleural carcinosis |
| **Cardiomyopathie** | Cardiomyopathy |
| **Cardiomyopathie alcoolique** | Alcoholic cardiomyopathy |
| **Cardiomyopathie dilatée** | Dilated cardiomyopathy |
| **Cardiomyopathie hypertrophique** | Hypertrophic cardiomyopathy |
| **Cardiomyopathie restrictive** | Restrictive cardiomyopathy |
| **Cardiopathie congénitale** | Congenital heart disease (congenital cardiopathy) |
| **Cardiotoxicité** | Cardiotoxicity |
| **Cardite rhumatismale** | Rheumatic heart disease |
| **Carence en vitamine** | Vitamin deficiency |
| **Carence en vitamine A** | Vitamin A deficiency |
| **Carence en vitamine B1** | Vitamin B1 deficiency |
| **Carence en vitamine B2** | Vitamin B2 deficiency |
| **Carence en vitamine B3** | Vitamin B3 deficiency |
| **Carence en vitamine B12** | Vitamin B12 deficiency |
| **Carence en vitamine C** | Vitamin C deficiency |
| **Carence en vitamine D** | Vitamin D deficiency |
| **Carence en vitamine K** | Vitamin K deficiency |
| **Carence oestrogénique** | Estrogen deficiency |
| **Carie dentaire** | Dental caries |
| **Catalepsie** | Catalepsy |
| **Cataplexie** | Cataplexy |
| **Cataracte** | Cataract |
| **Catarrhe** | Catarrh |
| **Cavernome (angiome caverneux)** | Cavernous hemangioma |
| **Cécité** | Blindness |
| **Cécité nocturne (héméralopie)** | Night blindness (nyctalopia) |
| **Cellulite** | Cellulitis |
| **Cellulite orbitale** | Orbital cellulitis |

| | |
|---|---|
| **Céphalée de tension** | Tension headache |
| **Céphalée post-traumatique** | Post-traumatic headache |
| **Céphalocèle** | Cephalocele |
| **Cercaire** | Cercaria |
| **Cétoacidose diabétique** | Diabetic ketoacidosis |
| **Chalazion** | Stye (chalazion) |
| **Chalicose** | Chalicosis |
| **Chancre** | Chancre |
| **Chancre mou (chancrelle)** | Chancroid (soft chancre) |
| **Changement de la muqueuse** | Changes in mucous membrane |
| **Changements d'appétit** | Appetite changes |
| **Changements dans la forme des os** | Changes in shape of bones |
| **Changements dans les grains de beauté** | Changes in moles |
| **Changements de conscience** | Changes in consciousness |
| **Changements de couleur de la peau** | Skin color changes |
| **Changements de personnalité** | Personality changes |
| **Changements de sensation de goût** | Changes in taste sensation |
| **Changements de voix** | Voice changes |
| **Changements des sensations olfactives** | Changes in olfactory sensation |
| **Changements des sensations tactiles** | Changes in tactile sensation |
| **Changements psychiques** | Psychic changes |
| **Charbon** | Anthrax |
| **Chéloïde** | Keloid |
| **Chikungunya** | Chikungunya |
| **Chleuasme (chloasma)** | Melasma (chloasma faciei) |
| **Choc** | Shock |
| **Choc anaphylactique** | Anaphylactic shock |
| **Choc cardiogénique** | Cardiogenic shock |
| **Choc endotoxique** | Endotoxic shock |
| **Choc hypovolémique** | Hypovolemic shock |
| **Choc neurogénique** | Neurogenic shock |
| **Choc obstructive** | Obstructive shock |
| **Choc post-opératoire** | Surgical shock (postoperative shock) |
| **Choc septique** | Septic shock |
| **Choc spinal** | Spinal shock |
| **Choc traumatique** | Traumatic shock |
| **Cholangiocarcino-me** | Cholangiocellular carcinoma |

| | |
|---|---|
| **Choléra** | Cholera |
| **Cholésterol sanguin élevée (hyper-cholestérolémie)** | High blood cholesterol (hyper-cholesterolemia) |
| **Chondroblastome** | Chondroblastoma |
| **Chondromalacie rotulienne** | Chondromalacia patellae (runner's knee, patello-femoral pain syndrome) |
| **Chondrome** | Chondroma |
| **Chondrosarcome** | Chondrosarcoma |
| **Chorée de Huntington (maladie de Huntington)** | Huntington's chorea (Huntington's disease) |
| **Choréoathétose** | Choreoathetosis |
| **Choriocarcinome** | Choriocarcinoma |
| **Chorioméningite lymphocytaire** | Lymphocytic choriomeningitis |
| **Chromomycose** | Chromoblastomyco-sis (chromomycosis, Pedroso's disease) |
| **Chylothorax** | Chylothorax |
| **Cicatrice** | Scar |
| **Cirrhose alcoolique** | Alcoholic cirrhosis |
| **Cirrhose biliaire** | Biliary cirrhosis |
| **Cirrhose cryptogénique** | Cryptogenic cirrhosis |
| **Cirrhose hépatique** | Liver cirrhosis |
| **Cirrhose postnecrotique** | Post-necrotic cirrhosis |
| **Claudication intermittente** | Intermittent claudication |
| **Claustrophobie** | Claustrophobia (fear of closed space) |
| **Cleptomanie** | Kleptomania |
| **Clonorchiase** | Clonorchiasis |
| **Coagulation intravasculaire disséminée** | Disseminated intravascular coagulation |
| **Coarctation de l'aorte** | Coarctation of the aorta |
| **Coccidioïmycose (fièvre de la vallée de San Joaquin, fièvre du désert)** | Coccidioidomycosis (San Joaquin Valley fever) |
| **Coccygodynie (douleur coccygienne)** | Coccygodynia |
| **Coeur pulmonaire** | Pulmonary heart disease |
| **Coeur pulmonaire aigu** | Acute pulmonary heart |
| **Colique** | Colic |
| **Colique abdominale** | Abdominal colic |
| **Colique biliaire** | Biliary colic |
| **Colique néphrétique** | Renal colic |

| | |
|---|---|
| **Coliques de bébé** | Baby colic |
| **Colite ulcéreuse** | Ulcerative colitis |
| **Collapsus** | Collapse |
| **Collection de sang dans la trompe de Fallopc (hématosalpinx)** | Bleeding into the fallopian tube (hematosalpinx) |
| **Côlon irritable (côlon spastique)** | Irritable bowel syndrome (spastic colon) |
| **Côlon transverse** | Transverse colon |
| **Coma** | Coma |
| **Coma diabétique** | Diabetic coma |
| **Commotion cérébrale** | Brain concussion |
| **Communication inter-auriculaire** | Atrial septal defect |
| **Communication inter-ventriculaire** | Ventricular septal defect |
| **Compression cérébrale** | Brain compression |
| **Compression du nerf** | Nerve compression (pinched nerve) |
| **Conflit antérieur de la cheville** | Ankle impingement syndrome |
| **Conflit postérieur de la cheville** | Posterior ankle impingement syndrome |
| **Confusion** | Confusion |
| **Congestion nasale** | Nasal congestion (stuffy nose) |
| **Congestion pulmonaire** | Pulmonary congestion |
| **Conjonctivite allergique** | Allergic conjunctivitis |
| **Conjonctivite bactérienne** | Bacterial conjunctivitis |
| **Conjonctivite chimique** | Chemical conjunctivitis |
| **Conjonctivite due à un corps étranger** | Conjunctival foreign body |
| **Conjonctivite virale** | Viral conjuctivitis |
| **Constipation** | Constipation (obstipation) |
| **Contracture** | Contracture |
| **Contracture articulaire** | Joint contracture |
| **Contracture de Dupuytren** | Dupuytren's contracture |
| **Contracture musculaire** | Muscular contracture |
| **Contracture sur les muscles extenseurs de sorte que le corps est incurvé en arrière (opisthotonos)** | Spastic arching position (opisthotonus) |
| **Contusion** | Contusion |
| **Contusion cérébrale** | Cerebral contusion |
| **Convulsion hyperthermique** | Febrile convulsions |
| **Convulsions** | Convulsions |
| **Coqueluche** | Whooping cough (pertussis) |
| **Cor (cal)** | Blister (corn) |
| **Corps étranger dans l'oreille** | Foreign body in ear |
| **Corps étranger dans le nez** | Foreign body in nose |
| **Côte cervicale** | Cervical rib |
| **Coup de couteau** | Stab wound |
| **Coup de soleil (insolation)** | Sunstroke (heat stroke) |
| **Crachat purulent** | Pus in sputum |
| **Crachat spumeux** | Foamy sputum |
| **Crampe musculaire (spasme)** | Muscular cramp (spasm) |
| **Crampes nocturnes des jambes** | Nocturnal leg cramps |
| **Crépitation** | Crepitation |
| **Crise de panique** | Panic attack |
| **Crise tonico-clonique** | Tonic-clonic seizure |
| **Croup (laryngotrachéo-bronchite)** | Croup (acute obstructive laryngitis) |
| **Croûte** | Crust (scab) |
| **Cryptococcose** | Cryptococcosis |
| **Cryptorchidie** | Cryptorchidism |
| **Cyanose** | Cyanosis |
| **Cycle menstruel anormalement excessice (ménorragie)** | Abnormally heavy menstrual period (menorrhagia) |
| **Cypho-scoliose** | Kyphoscoliosis |
| **Cyphose** | Kyphosis |
| **Cystadénocarcinome** | Cystadenocarcinoma |
| **Cystadénofibrome** | Cystadenofibroma |
| **Cystadénome** | Cystadenoma |
| **Cysticercose** | Cysticercosis |
| **Daltonisme** | Daltonism |
| **Déboîtement (luxation)** | Dislocation (luxation) |
| **Déchirure** | Strain (sprain, pull) |
| **Déchirure au tendon** | Tendon strain |
| **Déchirure ligamentaire** | Ligament strain |
| **Déchirure musculaire (claquage)** | Muscle strain (muscle pull) |
| **Décollement de la rétine** | Retinal ablation (retinal detachment) |
| **Décompensation cardiaque** | Cardiac decompensation |

| | |
|---|---|
| **Déficit en facteur de la coagulation** | Coagulation factor deficiency |
| **Déformation de Madelung** | Madelung's deformity |
| **Dégénérescence maculaire** | Macular degeneration |
| **Dégénérescence de la rétine** | Retinal degeneration |
| **Déglutition douloureuse (odynophagie)** | Painful swallowing (odynophagia) |
| **Delirium** | Delirium |
| **Démarche traînante** | Shuffling gait |
| **Deménce** | Dementia |
| **Déminéralisation** | Demineralization |
| **Dengue (grippe tropicale, dengue hémorragique)** | Dengue fever |
| **Dent pourri** | Rotten tooth |
| **Dépendance (addiction)** | Addiction |
| **Dépression** | Depression |
| **Dermatite atopique** | Atopic dermatitis |
| **Dermatite herpétiforme** | Dermatitis herpetiformis (Duhring's disease) |
| **Dermatite nummulaire** | Nummular dermatitis |
| **Dermatomycose** | Dermatomycosis |
| **Dermatomyosite** | Dermatomyositis |
| **Dermite de contact** | Contact dermatitis |
| **Dermite de contact allergique** | Allergic contact dermatitis |
| **Dermite de contact irritative** | Irritant contact dermatitis |
| **Dermite séborrhéique infantile** | Cradle cap (infantile seborrhoeic dermatitis) |
| **Déshydratation** | Dehydration |
| **Désorientation** | Disorientation |
| **Desquamation** | Shedding of the skin (desquamation) |
| **Développement sexuel prématuré du même sexe** | Premature sexual develo-pment of the same sex |
| **Développement sexuel prématuré du sexe opposé** | Premature sexual development of the opposite sex |
| **Déviation du septum nasal** | Nasal septum deviation |
| **Diabète** | Diabetes |
| **Diabète insipide** | Diabetes insipidus |
| **Diabète sucré** | Diabetes mellitus |
| **Diabète sucré de type 1 (diabète insulino-dépendant)** | Diabetes mellitus type 1 |
| **Diabète sucré de type 2 (diabète insulinorésistant)** | Diabetes mellitus type 2 |
| **Diarrhée** | Diarrhea |
| **Différence de taille entres les pupilles (anisocorie)** | Unequal size of pupils (anisocoria) |
| **Difficulté à déféquer (ténesme)** | Difficult defecation (tenesmus) |
| **Difficulté à uriner (dysurie)** | Difficult urination (dysuria) |
| **Difficulté de deglutition (dysphagie)** | Difficult swallowing (dysphagia) |
| **Difficulté de respiration** | Breathing difficulty |
| **Difficulté respiratoire (dyspnée)** | Shortness of breath (dyspnea) |
| **Difformité du pied** | Foot deformity |
| **Difformité spinale** | Spinal deformity |
| **Dilatation aiguë de l'estomac** | Acute gastric dilatation |
| **Diphtérie** | Diphtheria |
| **Dissection aortique** | Aortic dissection |
| **Distorsion articulaire** | Joint distortion |
| **Distorsion de la cheville** | Ankle distortion |
| **Diverticule** | Diverticulum |
| **Diverticule de Meckel** | Small intestine diverticulum |
| **Diverticule du côlon** | Colon diverticulum |
| **Diverticule duodenal** | Duodenal diverticulum |
| **Diverticulite** | Diverticulitis |
| **Diverticulose** | Diverticulosis |
| **Douleur** | Pain |
| **Douleur abdominale** | Abdominal pain |
| **Douleur aiguë** | Acute pain |
| **Douleur articulaire (arthralgie)** | Joint pain (arthralgia) |
| **Douleur au sein (mastodynie)** | Breast pain (mastalgia) |
| **Douleur chronique** | Chronic pain |
| **Douleur des sinus (sinusite)** | Sinus headache |
| **Douleur du membre fantôme** | Phantom pain |
| **Douleur épigastrique** | Epigastric pain |
| **Douleur lors du rapport sexuel (dyspareunie)** | Painful sexual intercourse (dyspareunia) |
| **Douleur musculaire (myalgie)** | Muscle pain (myalgia) |
| **Douleur pulsatile** | Pulsing pain |

| | |
|---|---|
| **Douleur sourde** | Dull pain |
| **Douleur thoracique** | Chest pain |
| **Douleur tranchante** | Sharp pain |
| **Douleurs ovulatoires (mittelschmerz)** | Ovulation pain (mittelschmerz) |
| **Dracunculose** | Dracunculiasis |
| **Drépanocytose (anémie à cellules falciformes)** | Sickle-cell disease (sickle-cell anemia) |
| **Dyschondroplasie** | Dyschondroplasia |
| **Dysenterie** | Dysentery (flux) |
| **Dysgénésie testiculaire** | Testicular dysgenesis |
| **Dysgerminome** | Dysgerminoma |
| **Dyshidrose** | Dyshidrosis |
| **Dyslexie** | Dyslexia |
| **Dyspepsie** | Dyspepsia (upset stomach) |
| **Dysplasie du col de l'utérus** | Cervical dysplasia |
| **Dysplasie fibreuse** | Fibrous dysplasia |
| **Dysplasie ventriculair droite arythmogène** | Arrhytmogenic right ventricular dysplasia |
| **Dyspnée chez un cardiaque** | Cardiac asthma (paroxysmal nocturnal dyspnea) |
| **Dystonie** | Dystonia |
| **Dystrophie** | Dystrophy |
| **Dystrophie musculaire** | Muscular dystrophy |
| **Dystrophie musculaire progressive** | Progressive muscular dystrophy |
| **Ecchymose** | Bruise (ecchymosis) |
| **Échinococcose** | Echinococcosis (hydatid disease) |
| **Échinococcose hépatique** | Hepatic echinococcosis |
| **Échinococcose pulmonaire** | Pulmonary echinococcosis |
| **Écholalie** | Echolalia |
| **Échopraxie (tendance spontanée à répéter les mouvements d'une autre personne)** | Echopraxia (involuntary repetition of the observed movements of another) |
| **Écorchure** | Abrasion |
| **Écoulement de liquide cérébrospinal par l'oreille (otoliquorrhée)** | Leakage of cerebrospinal fluid through the ear |
| **Écoulement de liquide cérébrospinal par le nez (rhinoliquorrhée)** | Leakage of cerebrospinal fluid through the nose |
| **Écoulement par le nez (rhinorhée)** | Runny nose (rinorrhea) |
| **Eczéma** | Eczema |
| **Eczéma marginé de hebra** | Crotch itch (tinea cruris) |
| **Égratignure** | Scratch |
| **Éjaculation précoce** | Premature ejaculation |
| **Élancement** | Twinging pain |
| **Élargissement de la distance des organes (hypertélorisme)** | Increased distance between two organs or parts of the body (hypertelorism) |
| **Électrisation** | Electrical injuries (electric shock) |
| **Élévation de la température du corps** | Elevated body temperature |
| **Embolie** | Embolism |
| **Embolie artérielle** | Arterial embolism |
| **Embolie de cholestérol** | Fat embolism |
| **Embolie gazeuse** | Air embolism (gas embolism) |
| **Embolie pulmonaire** | Pulmonary embolism |
| **Emphisème sous-cutané** | Subcutaneous emphysema |
| **Emphysème** | Emphysema |
| **Empoisonnement (toxicité)** | Poisoning (toxication) |
| **Empoisonnement à l'arsenic** | Arsenic poisoning |
| **Empoisonnement alimentaires** | Food poisoning |
| **Empoisonnement au cadmium** | Cadmium poisoning |
| **Empoisonnement au cyanure** | Cyanide poisoning |
| **Empoisonnement au fer** | Iron poisoning |
| **Empoisonnement au gaz** | Gas poisoning |
| **Empoisonnement au insecticide** | Insecticide poisoning |
| **Empoisonnement au lithium** | Lithium poisoning |
| **Empoisonnement au mercure** | Mercury poisoning |
| **Empoisonnement au méthanol** | Methanol poisoning |

| | |
|---|---|
| **Empoisonnement au monoxyde de carbone** | Carbon monoxide poisoning |
| **Empoisonnement au plomb** | Lead poisoning |
| **Empoisonnement au salicylate** | Salicylate poisoning |
| **Empoisonnement au thallium** | Thallium poisoning |
| **Empoisonnement aux métaux lourds** | Heavy metal poisoning |
| **Empoisonnement du poisson** | Fish poisoning |
| **Empoisonnement par alcalis** | Alkali poisoning |
| **Empoisonnement par des champignons** | Mushroom poisoning |
| **Empoisonnement par l'alcool** | Alcohol poisoning |
| **Empoisonnement par l'amiante** | Asbestos poisoning |
| **Empoisonnement par radiations** | Radiation poisoning |
| **Empyème** | Empyema |
| **Encéphalocèle** | Encephalocele |
| **Encéphalopathie** | Encephalopathy |
| **Enchondrome** | Enchondroma |
| **Encoprésie** | Encopresis |
| **Endocardite bactérienne** | Bacterial endocarditis |
| **Endométriose** | Endometriosis |
| **Engelure** | Chilblain (perniosis) |
| **Engourdissements dans les membres (paresthésie)** | Numbness in limbs |
| **Enrouement** | Hoarseness |
| **Enthésiopathie** | Enthesopathy |
| **Envie de l'ongle** | Agnail (hangnail) |
| **Envie de vomir** | Urge to vomit |
| **Éosinophilie** | Eosinophilia |
| **Épanchement de sang à l'intérieur d'une articulation (hémarthrose)** | Bleeding into joint space (hemarthrosis) |
| **Épanchement péricardique** | Pericardial effusion (hydropericard) |
| **Épaule bloquée (périarthrite scapulo-humérale)** | Frozen shoulder (adhesive capsulitis of shoulder) |
| **Épendymome** | Ependymoma |
| **Éperon de talon (epine calcaneenne)** | Heel spur (calcaneal spur) |
| **Épicondylite latérale** | Tennis elbow |
| **Épilepsie** | Epilepsy |
| **Épiphysiolyse de l'extrémité supérieure du fémur** | Epiphyseolysis capitis femoris |
| **Épispadias** | Epispadias |
| **Érection persistente douloureuse (priapisme)** | Long-lasting painful erection (priapism) |
| **Érosion du col de l'utérus** | Cervical erosion |
| **Érysipèle (érésipèle)** | Erysipelas (Ignis sacer, St. Anthony's fire) |
| **Erysipéloïde** | Erysipeloid |
| **Érythème (rougeur de la peau)** | Redness of the skin (erythema) |
| **Érythème infectieux (cinquième maladie)** | Infectious erythema (fifth disease) |
| **Érythromelalgie** | Erythromelalgia (acromelalgia) |
| **Érythroplasie** | Erythroplakia (erythroplasia) |
| **Érythroplasie de Queyrat** | Erythroplasia of Queyrat |
| **Escarre (plaie de lit, ulcère de décubitus)** | Bedsore (decubitus ulcer) |
| **Éternuement** | Sneezing |
| **Exanthème** | Exanthem |
| **Exaspération (irritation)** | Exasperation |
| **Excrétion urinaire à prédominance nocturne (nycturie)** | Frequent urination at night (nocturia) |
| **Exophtalmie (proptose)** | Bulging eyes (exophthalmos) |
| **Exostose** | Exostosis |
| **Faiblesse** | Weakness |
| **Faim** | Hunger |
| **Faim excessive (polyphagie)** | Excessive hunger (polyphagia) |
| **Famine** | Starvation |
| **Fasciculation musculaire** | Muscle twitch (fasciculation) |
| **Fasciite de la main (fasciite palmaire)** | Hand fibrositis |
| **Fasciite nécrosante** | Necrotizing fasciitis |
| **Fasciite plantaire** | Plantar fasciitis |
| **Fatigue (affaiblissement)** | Fatigue (exhaustion, lethargy) |
| **Favus** | Favus |
| **Fente labiale et fente palatine** | Cleft lip and palate |
| **Fibrillation auriculaire** | Atrial fibrillation |
| **Fibrillation ventriculaire** | Ventricular fibrillation |
| **Fibroadénome** | Fibroadenoma |

| | |
|---|---|
| **Fibroélastose endocardique** | Endocardial fibroelastosis |
| **Fibrome** | Fibroma |
| **Fibrome chondromyxoïde** | Chondromyxoid fibroma |
| **Fibromyalgie** | Fibromyalgia |
| **Fibrosarcome** | Fibrosarcoma (fibroblastic sarcoma) |
| **Fibrose** | Fibrosis |
| **Fibrose pulmonaire idiopathique** | Idiopathic pulmonary fibrosis |
| **Fibrose rétropéritonéale (maladie d'Ormond)** | Retroperitoneal fibrosis (Ormond's disease) |
| **Fibrosite du tendon** | Tendinous fibrositis |
| **Fibrosite musculaire** | Muscular fibrositis |
| **Fièvre** | Fever |
| **Fièvre à tiques du Colorado (fièvre à tiques des montagnes)** | Colorado tick fever (mountain tick fever) |
| **Fièvre d'Oroya (maladie de Carrion)** | Oroya fever (Carrion's disease) |
| **Fièvre de la morsure de rat** | Rat-bite fever |
| **Fièvre de la vallée du Rift** | Rift Valley fever |
| **Fièvre de Lassa** | Lassa fever |
| **Fièvre des métaux** | Metal fume fever |
| **Fièvre du Nil occidental** | West Nile fever |
| **Fièvre Ébola** | Ebola hemorrhagic fever |
| **Fièvre fluviale du Japon (typhus à chiques)** | Scrub typhus (Japanese river fever, Tsutsugamushi fever) |
| **Fièvre hémorragique avec syndrome rénal (fièvre hémorragique de Corée)** | Hemorrhagic fever with renal syndrome (Korean hemorrhagic fever) |
| **Fièvre hémorragique de Congo-Crimée** | Crimean-Congo hemorrhagic fever |
| **Fièvre hémorragique de Marbourg** | Marburg hemorrhagic fever |
| **Fièvre hémorragique virale** | Viral hemorrhagic fever |
| **Fièvre jaune** | Yellow fever |
| **Fièvre méditerranéenne familiale** | Familial Mediterranean fever |
| **Fièvre pappataci (fièvre à phlébotomes)** | Pappataci fever (phlebotomus fever, sandfly fever) |
| **Fièvre paratyphoïde** | Paratyphoid fever |
| **Fièvre Q** | Q fever |
| **Fièvre récurrente** | Relapsing fever |
| **Fièvre typhoïde (typhus abdominal)** | Typhoid fever (typhoid) |
| **Fièvre Zika** | Zika fever |
| **Filariose** | Filariasis |
| **Fissure anale** | Anal fissure |
| **Fistule** | Fistula |
| **Fistule anale** | Anal fistula |
| **Fistule bronchopleurale** | Bronchopleural fistula |
| **Flexibilité anormale** | Abnormal flexibility |
| **Folliculite** | Folliculitis |
| **Fourmillement** | Tingling |
| **Fracture à déplacement** | Fracture with displacement |
| **Fracture comminutive** | Comminuted fracture |
| **Fracture de côte** | Broken rib (rib fracture) |
| **Fracture de fatigue** | Stress fracture |
| **Fracture de fatigue du tibia** | Tibia stress fracture |
| **Fracture de l'extrémité inferieure du radius (fracture de Pouteau-Colles)** | Distal radial fracture |
| **Fracture de l'humérus** | Broken upper arm (humerus fracture) |
| **Fracture de l'olécrâne** | Broken elbow (olecranon fracture) |
| **Fracture de l'ulna** | Broken ulna (ulna fracture) |
| **Fracture de la base du crâne** | Base of skull fracture (basal skull fracture) |
| **Fracture de la cheville** | Broken ankle (ankle fracture) |
| **Fracture de la clavicule** | Broken collarbone (clavicle fracture) |
| **Fracture de la diaphyse fémorale** | Diaphyseal tightbone fracture |
| **Fracture de la fibula** | Broken fibula (fibula fracture) |
| **Fracture de la scapula** | Broken shoulder blade (scapula fracture) |
| **Fracture de la tête radiale** | Radial head fracture (radial capitulum fracture) |

| | |
|---|---|
| **Fracture de rotule** | Broken knee cap (patellar fracture) |
| **Fracture des os** | Broken bone (bone fracture) |
| **Fracture diaphysaire de l'humérus** | Diaphyseal humeral fracture |
| **Fracture du bassin** | Broken pelvis (pelvis fracture) |
| **Fracture du calcanéus** | Broken heel bone (calcaneus fracture) |
| **Fracture du col de l'humérus** | Humeral neck fracture |
| **Fracture du col du fémur** | Femoral neck fracture |
| **Fracture du condyle huméral** | Epicondylar elbow fracture |
| **Fracture du doigt** | Broken finger (finger fracture) |
| **Fracture du fémur** | Broken thighbone (femur fracture) |
| **Fracture du gros orteil** | Broken big toe (fractured hallux) |
| **Fracture du maxillaire et/ou de la mandibule** | Upper and/or lower jaw fracture (broken upper/lower jaw) |
| **Fracture du plateau vertébral** | Broken vertebral body (vertebral corpus fracture) |
| **Fracture du radius** | Radius fracture |
| **Fracture du radius et du cubitus** | Broken forearm (fractured ulna and radius) |
| **Fracture du scaphoïde** | Broken navicular bone (navicular fracture) |
| **Fracture du tibia** | Broken shinbone (tibia fracture) |
| **Fracture du tibia et de la fibula** | Broken lower leg bones (fractured tibia and fibula) |
| **Fracture en bois vert** | Greenstick fracture |
| **Fracture en spirale** | Spiral fracture |
| **Fracture incomplète** | Incomplete fracture |
| **Fracture métatarsienne** | Broken foot (metatarsal fracture) |
| **Fracture oblique** | Oblique fracture |
| **Fracture ouverte** | Open fracture (compound fracture) |
| **Fracture répétée** | Refracturing (repeated fracture) |
| **Fracture simple** | Simple bone fracture |
| **Fracture supracondylienne de l'humérus** | Supracondylar humerus fracture |
| **Fracture supracondylienne du fémur** | Supracondylar femoral fracture |
| **Fracture tibia péroné sus-malléolaire** | Supramaleolar fracture of tibia and fibula |
| **Fracture transversale** | Transverse fracture |
| **Fractures spontanées** | Spontaneous fractures |
| **Fragments deboîtées** | Dislocated fragments |
| **Fréquence du pouls accélérée** | Accelerated pulse rate |
| **Frigidité** | Frigidity |
| **Frissonnement** | Shivering |
| **Furoncle** | Furuncle (boil) |
| **Fusion congénitale de vertèbres cervicales (Syndrome de Klippel-Feil)** | Congenital fusion of cervical vertebrae (Klippel-Feil syndrome) |
| **Galactorrhée** | Galactorrhea |
| **Gale (mal de Sainte-Marie)** | Scabies (the itch) |
| **Gangrène** | Gangrene |
| **Gangrène de Fournier** | Fournier gangrene |
| **Gangrène gazeuse** | Gas gangrene |
| **Gangrène humide** | Wet gangrene |
| **Gangrène sèche** | Dry gangrene |
| **Gargouillements (borborygme)** | Stomach growling (borborygmus) |
| **Gastroentérite** | Gastroenteritis |
| **Gelure** | Frostbite |
| **Genou cagneux (genu valgum, genou en X)** | Knock knees (genu valgum) |
| **Genou du sauteur (tendinite rotulienne)** | Irritated knee (jumper's knee, patellar tendinopathy) |
| **Genu varum** | Bow legs (genu varum) |
| **Gigantisme** | Gigantism |
| **Glaucome** | Glaucoma |
| **Glioblastome** | Glioblastoma |
| **Gliome** | Glioma |
| **Gliose** | Gliosis |
| **Gloméluronéphrite** | Glomerulonephritis |
| **Goitre** | Goiter |
| **Goitre multinodulaire** | Nodular goiter |
| **Gonadoblastome** | Gonadoblastoma |
| **Gonflement (enflure)** | Swelling |

| | |
|---|---|
| **Gonorrhée (blennorragie, chaude-pisse)** | Gonorrhea |
| **Goutte** | Gout (gouty arthritis) |
| **Grain de beauté (naevus)** | Birthmark (nevus) |
| **Gripe porcine** | Pig flu (swine influenza, influenzavirus A subtype H1N1) |
| **Grippe (influenza)** | Flu (influenza) |
| **Grippe aviaire (influenza virus A sous-type H5N1)** | Bird flu (influenzavirus A subtype H5N1) |
| **Grippe espagnole** | Spanish flu |
| **Grossesse extra-utérine** | Ectopic pregnancy (extrauterine pregnancy) |
| **Grossissement** | Gaining weight |
| **Gynécomastie** | Gynecomastia |
| **Hallucination** | Hallucination |
| **Hallux valgus** | Bunion |
| **Hamstring syndrome** | Tight hamstrings syndrome |
| **Hémangioendothé-liome** | Hemangioendotheli-oma |
| **Hémangiome** | Hemangioma |
| **Hémangiome capillaire** | Capillary hemangioma (infantile hemangioma, strawberry hemangioma) |
| **Hématome** | Hematoma |
| **Hématome épidural** | Epidural hematoma |
| **Hématome intracérébral** | Intracerebral hematoma |
| **Hématome subdural** | Subdural hematoma |
| **Héméralopie** | Day blindness (hemeralopia) |
| **Hémicrânie paroxystique chronique** | Chronic paroxysmal hemicrania (Sjaastad syndrome) |
| **Hémivertèbre** | Hemivertebrae |
| **Hémochromatose** | Hemochromatosis |
| **Hémoglobine dans l'urine (hémoglobinurie)** | Hemoglobin in urine (hemoglobinuria) |
| **Hémophilie** | Hemophilia |
| **Hémopneumotho-rax** | Hemopneumothorax |
| **Hémorragie artérielle** | Arterial bleeding |
| **Hémorragie épidurale** | Epidural bleeding |
| **Hémorragie intracérébrale** | Intracerebral hemorrhage |
| **Hémorragie sous arachnoïdienne** | Subarachnoid hemorrhage |
| **Hémorragie subdural** | Subdural hemorrhage |
| **Hémorroïdes** | Hemorrhoids |
| **Hémosidérose** | Hemosiderosis |
| **Hémothorax** | Hemothorax |
| **Hépatite A** | Hepatitis A |
| **Hépatite B** | Hepatitis B |
| **Hépatite C** | Hepatitis C |
| **Hépatite D** | Hepatitis D |
| **Hépatite E** | Hepatitis E |
| **Hépatite virale** | Viral hepatitis |
| **Hermaphrodisme** | Hermaphroditism |
| **Hernie** | Hernia |
| **Hernie de la paroi abdominale (hernie abdominale externe)** | External abdominal wall hernia |
| **Hernie diaphragmatique** | Diaphragmatic hernia |
| **Hernie discale** | Spinal disc herniation |
| **Hernie hiatale** | Hiatus hernia |
| **Hernie inguinale** | Inguinal hernia |
| **Hernie ombilicale** | Umbilical hernia |
| **Herpangine** | Herpangina (mouth blisters) |
| **Herpès (infection herpétique)** | Herpes simplex |
| **Herpès génital** | Genital herpes |
| **Hippocratisme digital (doigts en baguettes de tambour)** | Finger clubbing (digital clubbing) |
| **Hirsutisme** | Hirsutism |
| **Histiocytome fibreux** | Fibrous histiocytoma |
| **Histoplasmose** | Histoplasmosis (Darling's disease) |
| **Hoquet** | Hiccup |
| **Hydrémie** | Hydremia |
| **Hydrocèle** | Hydrocele |
| **Hydrocéphalie** | Hydrocephalus |
| **Hydronéphrose** | Hydronephrosis |
| **Hydrops** | Hydrops |
| **Hydrops de la vésicule biliaire** | Gallbladder hydrops |
| **Hydrothorax** | Hydrothorax |
| **Hygroma** | Hygroma |
| **Hyperactivité** | Hyperactivity |
| **Hyperaldostéroni-sme** | Aldosteronism (hyperaldosteronism) |
| **Hypercalcémie** | Hypercalcemia |
| **Hyperinsulinisme** | Hyperinsulinism |
| **Hyperkaliémie** | Hyperkalemia |
| **Hypermétropie** | Farsightedness (hyperopia) |

| | |
|---|---|
| **Hyperparathyroïdie** | Hyperparathyroidism |
| **Hyperpituitarisme** | Hyperpituitarism |
| **Hyperplasie endométriale** | Endometrial hyperplasia |
| **Hyperplasie pseudo-épithéliomateuse** | Pseudoepithelioma-tous hyperplasia |
| **Hypersensibilité aux stimuli extérieurs (hyperesthésie)** | Increased sensitivity to stimuli of the senses (hyperesthesia) |
| **Hypersialorrhée (ptyalisme)** | Drooling (ptyalism, sialorrhea, slobbering) |
| **Hypertension artérielle essentielle** | Essential hypertension |
| **Hypertension artérielle maligne** | Malignant hypertension |
| **Hypertension artérielle pulmonaire** | Pulmonary hypertension |
| **Hypertension intra-crânienne** | Intracranial hypertension |
| **Hypertension portale** | Portal hypertension |
| **Hypertension rénovasculaire** | Renovacsular hypertension |
| **Hypertension secondaire** | Secondary hyperten-sion (inessential hypertension) |
| **Hyperthermie** | Hyperthermia |
| **Hyperthyroïdie** | Hyperthyroidism |
| **Hypertrophie** | Hypertrophy |
| **Hypertrophie bénigne dela prostate** | Benign prostatic hyperthroph |
| **Hypertrophie cardiaque du sportif (coeur d'athlète)** | Athlete's heart (cardiac hypertrophy) |
| **Hypertrophie ventriculaire** | Ventricular hypertrophy |
| **Hyperuricémie** | Hyperuricemia |
| **Hyperventilation** | Hyperventilation |
| **Hypervitaminose** | Hypervitaminosis |
| **Hypervolémie (augmentation du volume de sang dans les vaisseaux)** | Hypervolemia (increased level of fluid in the blood) |
| **Hyphème** | Hyphema |
| **Hypoalbuminémie** | Hypoalbuminemia |
| **Hypocalcémie** | Hypocalcemia |
| **Hypocondrie** | Hypochondria |
| **Hypoglycémie** | Hypoglycemia |
| **Hypoinsulinisme** | Hypoinsulinism |
| **Hypokaliémie** | Hypokalemia |
| **Hypoparathyroïdie** | Hypoparathyroidism |
| **Hypopituitarisme** | Hypopituitarism |
| **Hypoplasie pulmonaire** | Pulmonary hypoplasia |
| **Hypospadias** | Hypospadias |
| **Hypotension et syncope** | Hypotension and syncope |
| **Hypothermie** | Hypothermia |
| **Hypothyroïdie** | Hypothyroidism |
| **Hypotonie** | Hypotonia |
| **Hypotonie musculaire** | Muscular hypotonia |
| **Hypoxie** | Hypoxia |
| **Hystérie** | Hysteria |
| **Ictère (jaunisse)** | Jaundice (icterus) |
| **Ictère néonatal** | Neonatal jaundice |
| **Ictère par obstruction des voies biliaires** | Mechanic icterus (bile duct obstruction) |
| **Iléus** | Ileus |
| **Imbécillité** | Imbecility |
| **Immunodéficience** | Immunodeficiency |
| **Impétigo** | Impetigo |
| **Impotence** | Impotency |
| **Incapacité d'uriner** | Inability to urinate |
| **Incapacité de se mouvoir** | Movement inability |
| **Incontinence** | Incontinence |
| **Incontinence urinarie d'effort** | Stress urinary incontinence |
| **Incontinence urinaire** | Urinary incontinence |
| **Indigestion** | Indigestion |
| **Infarctus** | Infarct |
| **Infarctus cérébral hémorragique** | Hemorrhagic brain infarction |
| **Infarctus du myocarde** | Heart attack (myocardial infarction) |
| **Infarctus pulmonaire** | Pulmonary infarction |
| **Infection** | Infection |
| **Infection à Chlamydia** | Chlamydia infection |
| **Infection bactérienne** | Bacterial infection |
| **Infection fongique** | Fungal infection |
| **Infection osseuse ou de la moelle osseuse (ostéomyélite)** | Infection of the bone or bone marrow (osteomyelitis) |
| **Infection par le virus du papillome humain (VPH)** | Human papilloma virus (HPV) infection |
| **Infection respiratoire haute** | Upper respiratory tract infection |
| **Infection virale** | Viral infection |
| **Infertilité (stérilité)** | Infertility (sterility) |
| **Infestation par des poux (pédiculose)** | Infestation with head lice (pediculosis) |

| | |
|---|---|
| **Infestation par des poux du pubic (phtiriase)** | Infestation with pubic lice (phthiriasis) |
| **Infestation par des vers parasites intestinaux (helminthiase)** | Infestation with intestinal parasitic warms (helminthiasis) |
| **Infirmité motorice cérébrale** | Cerebral palsy |
| **Inflammation** | Inflammation |
| **Inflammation d'un tendon (tendinite)** | Inflammation of the tendon (tendinitis, tendonitis) |
| **Inflammation d'un tendon et de sa gaine synoviale (ténosynovite)** | Inflammation of the synovium and tendon (tenosynovitis) |
| **Inflammation de l'appendice iléo-caecal (appendicite)** | Inflammation of the appendix (appendicitis) |
| **Inflammation de l'endocarde (endocardite)** | Inflammation of the endocardium (endocarditis) |
| **Inflammation de l'endomètre (endométrite)** | Inflammation of the endometrium (endometritis) |
| **Inflammation de l'enthèse (enthésite)** | Inflammation of the entheses (enthesitis) |
| **Inflammation de l'épididyme (épididymite)** | Inflammation of the epididymis (epididymitis) |
| **Inflammation de l'épiglotte (épiglottite)** | Inflammation of the epiglottis (epiglottitis) |
| **Inflammation de l'oreille interne (labyrinthite, otite interne)** | Inflammation of the inner ear (labyrinthitis) |
| **Inflammation de l'urètre (urétrite)** | Inflammation of the urethra (urethritis) |
| **Inflammation de l'uvée (uvéite)** | Inflammation of the middle layer of the eye (uveitis) |
| **Inflammation de la bourse séreuse articulaire (hygroma, bursite)** | Inflammation of the synovial fluid sac (bursitis) |
| **Inflammation de la conjonctive (conjonctivite)** | Inflammation of the conjunctiva (conjunctivitis) |
| **Inflammation de la conjonctive et de la cornée (kérato-conjonctivite)** | Inflammation of the cornea and conjunctiva (kerato-conjunctivitis) |
| **Inflammation de la cornée (kératite)** | Inflammation of the cornea (keratitis) |
| **Inflammation de la gaine synoviale (synovite)** | Inflammation of the synovial membrane (synovitis) |
| **Inflammation de la gencive (gingivite)** | Inflammation of the gums (gingivitis) |
| **Inflammation de la glande thyroïde (thyroïdite)** | Inflammation of the thyroid gland (thyroiditis) |
| **Inflammation de la mamelle (mastite)** | Inflammation of the breast (mastitis) |
| **Inflammation de la muqueuse buccale (stomatite)** | Inflammation of the mouth mucous lining (stomatitis) |
| **Inflammation de la paroi de l'estomac (gastrite)** | Inflammation of the stomach lining (gastritis) |
| **Inflammation de la plèvre (pleurésie)** | Inflammation of the pleura (pleuritis) |
| **Inflammation de la prostate (prostatite)** | Inflammation of the prostate gland (prostatitis) |
| **Inflammation de la rétine (rétinite)** | Inflammation of the retina (retinitis) |
| **Inflammation de la trachée (trachéite)** | Inflammation of the windpipe (tracheitis) |
| **Inflammation de la vésicule biliaire (cholécystite)** | Inflammation of the gall bladder (cholecystitis) |
| **Inflammation de la vessie (cystite)** | Inflammation of the urinary bladder (cystitis) |
| **Inflammation de la vulve (vulvite)** | Inflammation of the vulva (vulvitis) |
| **Inflammation des articulations (arthrite)** | Inflammation of the joint (arthritis) |
| **Inflammation des bronches des poumons (bronchite)** | Inflammation of the bronchi (bronchitis) |
| **Inflammation des ganglions (adénite, lymphadénite)** | Inflammation of the lymph node (lymphadenitis) |
| **Inflammation des glandes salivaires (sialoadénite)** | Inflammation of the salivary gland (sialadenitis) |
| **Inflammation des méninges (méningite)** | Inflammation of the meninges (meningitis) |
| **Inflammation des parois des artères (artérite)** | Inflammation of the arterial walls (arteritis) |
| **Inflammation des petites bronches (bronchiolite)** | Inflammation of the bronchioles (bronchiolitis) |
| **Inflammation des poumons (pneumonie)** | Inflammation of the lung (pneumonia) |

| | |
|---|---|
| **Inflammation des testicules (orchite)** | Inflammation of the testes (orchitis) |
| **Inflammation des tonsilles (tonsillite)** | Inflammation of the tonsils (tonsillitis) |
| **Inflammation des veines (phlébite)** | Inflammation of the vein (phlebitis) |
| **Inflammation du cerveau (encéphalite)** | Inflammation of the brain (encephalitis) |
| **Inflammation du fascia (fasciite)** | Inflammation of the fascia (fasciitis) |
| **Inflammation du foie (hépatite)** | Inflammation of the liver (hepatitis) |
| **Inflammation du gland du pénis (balanite)** | Inflammation of the glans penis (balanitis) |
| **Inflammation du larynx (laryngite)** | Inflammation of the larynx (laryngitis) |
| **Inflammation du myocarde (myocardite)** | Inflammation of the heart muscle (myocarditis) |
| **Inflammation du nerf (névrite)** | Inflammation of the nerve (neuritis) |
| **Inflammation du pancréas (pancréatite)** | Inflammation of the pancreas (pancreatitis) |
| **Inflammation du paramètre (paramétrite)** | Inflammation of the parametrium (parametritis) |
| **Inflammation du péricarde (péricardite)** | Inflammation of the pericardium (pericarditis) |
| **Inflammation du péritoine (péritonite)** | Inflammation of the peritoneum (peritonitis) |
| **Inflammation du rein (néphrite)** | Inflammation of the kidney (nephritis) |
| **Inflammation du sinus (sinusite)** | Inflammation of the paranasal sinuses (sinusitis) |
| **Inflammation du thymus** | Inflammation of the thymus (thymitis) |
| **Inflammation du tissu musculaire (myosite)** | Inflammation of the muscles (myositis) |
| **Inflammation du vagin (vaginite)** | Inflammation of the vagina (vaginitis) |
| **Inflammation granulomateuse** | Granulomatous inflammation |
| **Inflammaton de la peau (dermatite)** | Inflammation of the skin (dermatitis) |
| **Insomnie** | Insomnia |
| **Insuffisance hépatique** | Liver insufficiency |
| **Insuffisance rénale** | Kidney failure (renal insufficiency) |
| **Insuffisance rénale aiguë** | Acute kidney failure |

| | |
|---|---|
| **Insuffisance rénale chronique** | Chronic renal failure |
| **Insuffisance veineuse cérébro-spinale chronique** | Chronic cerebrospinal venous insufficiency |
| **Intolérance au gluten** | Gluten intolerance |
| **Intolérance au lactose** | Lactose intolerance |
| **Intoxcation par arme chimique** | Chemical warfare poisoning |
| **Intoxication alimentaire staphylococcique** | Staphylococcal food poisoning |
| **Intoxication par des coquillages** | Shellfish poisoning |
| **Intoxication par gaz de combat** | Warfare gases poisoning |
| **Intoxication par le paracétamol** | Paracetamol poisoning |
| **Iridodialyse** | Iridodialysis (coredialysis) |
| **Iritis** | Iritis |
| **Irradiation ionisante** | Ionising irradiation |
| **Irradiation non-ionisante** | Non-ionising irradiation |
| **Irradiation par rayons radioactifs (contamination radioactive)** | Radioactive irradiation |
| **Ischémie** | Ischemia |
| **Ischémie des membres** | Ischemic limbs |
| **Ischémie myocardique** | Ischemic heart disease |
| **Isosporose** | Isosporiasis |
| **Jeu pathologique (jeu compulsif)** | Gambling addiction (ludomania) |
| **Kala azar (fièvre noire)** | Kala-azar (black fever) |
| **Kératose (kératodermie)** | Keratosis |
| **Kératose actinique** | Actinic keratosis |
| **Kératose séborrhéïque** | Seborrheic keratosis |
| **Kernictère** | Kernicterus |
| **Kuru** | Kuru |
| **Kyste** | Cyst |
| **Kyste dermoïde** | Dermoid cyst |
| **Kyste du canal thyréoglosse** | Thyroglossal duct cyst |
| **Kyste du pancréas** | Pancreatic cyst |
| **Kyste ovarien** | Ovarian cyst |
| **Kyste pilonidal** | Pilonidal cyst |
| **Kyste rénal** | Renal cyst |
| **Kyste sébacé** | Sebaceous cyst (wen) |

| | |
|---|---|
| **Kyste thyroïdien** | Thyroid cyst |
| **Kystome** | Cystoma |
| **Lacération** | Laceration (tear) |
| **Lacération cérébrale** | Brain laceration |
| **Lambliase (giardiase)** | Lambliasis (giardiasis) |
| **Laryngospasme** | Laryngospasm |
| **Léiomyome** | Leiomyoma |
| **Leiomyosarcome** | Leiomyosarcoma |
| **Leishmaniose** | Leishmaniasis |
| **Leishmaniose cutanée (bouton d'Orient)** | Cutaneous leishmaniasis (Oriental sore) |
| **Lèpre** | Leprosy |
| **Leptospirose** | Leptospirosis |
| **Lésion du nerf** | Nerve lesion |
| **Lésion du nerf périphérique** | Peripheral nerve lesion |
| **Lésion due à un surmenage répétitif** | Repetitive strain injury (cumulative trauma disorder) |
| **Lésion obstructive de l'intestin grêle** | Obstructive lesion of the small intestine |
| **Lésions mécaniques** | Mechanical injuries |
| **Lésions provoquées par une explosion thermonucléaire** | Thermonuclear injuries |
| **Lésions thermiques** | Thermal injuries |
| **Leucémie** | Leukemia |
| **Leucémie aiguë myéloblastique** | Acute myeloid leukemia (AML) |
| **Leucémie lymphoblastique aiguë** | Acute lymphoblastic leukemia |
| **Leucémie lymphoïde** | Lymphatic leukemia |
| **Leucémie lymphoïde chronique** | Chronic lymphocytic leukemia |
| **Leucémie monocytique** | Monocytic leukemia |
| **Leucémie myéloïde** | Myeloid leukemia |
| **Leucémie myéloïde chronique** | Chronic myeloid leukemia |
| **Leucocytose** | Leukocytosis |
| **Leucodystrophie** | Leukodystrophy |
| **Leucoplasie** | Leukoplakia |
| **Leucorrhée** | Leukorrhea |
| **Lichen plan** | Lichen planus |
| **Lipodystrophie** | Lipodystrophy |
| **Lipomatose du pancréas** | Pancreatic lipomatosis |
| **Lipome** | Lipoma |
| **Liposarcome** | Liposarcoma |
| **Listériose** | Listeriosis |
| **Lombalgie** | Low back pain (lumbago, lumbosacral syndrome) |
| **Lombalgie du gymnaste** | Gymnastics lower back pain |
| **Lombalgie posturale** | Postural back pain |
| **Lordose** | Lordosis |
| **Lupus érythémateux** | Lupus erythematosus |
| **Luxation acromio-claviculaire** | Separated shoulder (acromioclavicular dislocation) |
| **Luxation congénitale de la hanche** | Congenital dysplasia of the hip (congenital hip dislocation) |
| **Luxation de l'épaule** | Dislocated shoulder |
| **Luxation de la cheville** | Dislocated ankle joint |
| **Luxation de la hanche** | Dislocation of a hip |
| **Luxation de la rotule** | Luxating patella (trick knee, floating patella) |
| **Luxation des doigts et du poignet** | Hand and finger joints dislocation |
| **Luxation du coude** | Elbow dislocation (luxation of the elbow) |
| **Luxation du genou** | Knee dislocation (luxation of the knee) |
| **Luxation incomplète (subluxation)** | Partial dislocation (subluxation) |
| **Luxation temporo-mandibulaire** | Mandibular dislocation |
| **Lymphadénite tuberculeuse** | Tuberculous lymphadenitis |
| **Lymphangiome** | Lymphangioma |
| **Lymphangiosarcome** | Lymphangiosarcoma |
| **Lymphoedème** | Lymphedema |
| **Lymphome** | Lymphoma |
| **Lymphome non-Hodgkinien** | Non-Hodgkin's lymphoma |
| **Mal à l'oreille (otalgie)** | Ear pain (otalgia) |
| **Mal à la gorge (inflammattion du pharinx, pharingite)** | Sore throat (inflammation of the throat, pharyngitis) |
| **Mal aigu des montagnes** | Altitude sickness (acute mountain sickness) |
| **Mal de dents** | Toothache |

| | |
|---|---|
| **Mal de dos (dorsalgie)** | Back pain (dorsalgia) |
| **Mal de mer** | Seasickness |
| **Mal de Pott (tuberculose vertébrale)** | Tuberculous spondylitis (Pott disease) |
| **Mal de tête (céphalée)** | Headache |
| **Mal-voyance (amblyopie)** | Lazy eye (amblyopia) |
| **Malabsorption** | Malabsorption |
| **Maladie auto-immune** | Autoimmune disease |
| **Maladie cardiaque (cardiopathie)** | Heart disease (cardiopathy) |
| **Maladie coeliaque** | Coeliac disease (celiac disease) |
| **Maladie coronarienne** | Coronary disease |
| **Maladie d'Addison** | Addison's disease |
| **Maladie d'Alzheimer** | Alzheimer's diesase |
| **Maladie d'Osgood-Schlatter** | Osgood-Schlatter disease (rugby knee) |
| **Maladie de Basedow** | Basedow Graves disease |
| **Maladie de Behçet** | Behçet's disease |
| **Maladie de Blount** | Blount's disease |
| **Maladie de Bornholm (myalgie épidémique)** | Bornholm disease (epidemic myalgia) |
| **Maladie de Bowen** | Bowen's disease (squamous cell carcinoma in situ) |
| **Maladie de Brill-Zinserr (typhus résurgent)** | Brill's disease |
| **Maladie de Buerger (thromboangéite oblitérante)** | Buerger's disease (thromboangiitis obliterans) |
| **Maladie de Chagas (trypanosomiase américaine)** | Chagas disease (American trypanosomiasis) |
| **Maladie de Charcot-Marie-Tooth** | Charcot-Marie-Tooth disease |
| **Maladie de Creutzfeldt-Jakob** | Creutzfeldt-Jakob disease (so called "mad cow disease") |
| **Maladie de Crohn** | Crohn's disease |
| **Maladie de décompression (maladie des plongeurs, maladie des caissons)** | Decompression sickness (diver's disease, caisson disease) |
| **Maladie de Freiberg** | Freiberg's disease |
| **Maladie de Haglund** | Haglund's disease |
| **Maladie de Hirschsprung (mégacolôn)** | Hirschsprung's disease (congenital aganglionic megacolon) |
| **Maladie de Hodgkin** | Hodgkin's disease |
| **Maladie de Hoffa** | Hoffa's disease |
| **Maladie de Kawasaki** | Kawasaki disease |
| **Maladie de Kienböck** | Kienböck's disease |
| **Maladie de Köhler** | Köhler disease |
| **Maladie de La Peyronie** | Peyronie's disease (induratio penis plastica) |
| **Maladie de Legg-Calvé-Perthes (ostéochondrite primitive de hanche)** | Legg-Calvé-Perthes disease |
| **Maladie de Lyme** | Lyme disease (lyme borreliosis) |
| **Maladie de Menière** | Meniere's disease |
| **Maladie de Morquio (mucopolysacchari-dose type IV)** | Morquio's syndrome (mucopolysacchari-dosis IV) |
| **Maladie de Paget** | Paget's disease |
| **Maladie de Panner** | Panner's disease |
| **Maladie de Parkinson** | Parkinson's disease |
| **Maladie de Pellegrini-Stieda** | Pellegrini-Stieda disease |
| **Maladie de Preiser** | Preiser disease |
| **Maladie de Raynaud** | Raynaud's disease |
| **Maladie de Sever** | Sever's disease |
| **Maladie de Van Neck-Odelberg** | Van Neck disease |
| **Maladie de Whipple** | Whipple's disease |
| **Maladie des exostoses multiples** | Hereditary multiple exostoses |
| **Maladie des membranes hyalines (détresse respiratoire néonatale)** | Hyaline membrane disease (infant respiratory distress syndrome) |
| **Maladie des ouvriers des silos** | Silo-filler's disease |
| **Maladie des vibrations** | Vibration disease |
| **Maladie du cri du chat (syndrome de Lejeune)** | Cat cry syndrome (5p minus syndrome, Lejeune's syndrome) |
| **Maladie du motoneurone** | Motor neurone disease |

| | |
|---|---|
| **Maladie du poumon de fermier** | Farmer's lung |
| **Maladie du sommeil (trypanosomiase africaine)** | African trypanosomiasis (sleeping sickness) |
| **Maladie hémolytique du nouveau-né** | Rh incompatibility (hemolytic disease of the newborn) |
| **Maladie occlusive aorto-iliaque** | Aortoiliac occlusive disease (Leriche's syndrome) |
| **Maladie parasitique (parasitose)** | Parasitic disease (parasitosis) |
| **Maladie pelvienne inflammatoire** | Pelvic inflammatory disease |
| **Maladie professionnelle** | Occupational disease |
| **Maladie pulmonaire interstitielle** | Interstitial lung disease |
| **Maladie vénérienne** | Sexually transmitted disease |
| **Maladies de l'aorte** | Diseases of the aorta |
| **Maladies des vaisseaux sanguins** | Blood vessel diseases |
| **Maladies des valves cardiaques** | Heart valve diseases |
| **Maladies infectieuses des enfants** | Childhood infectious diseases |
| **Malaria** | Malaria |
| **Malformation congénitale du coeur** | Congenital heart defect |
| **Malnutrition** | Underfedness (malnutrition) |
| **Manie** | Mania |
| **Mastopathie** | Mastopathy |
| **Mastopathie fibrocystique** | Fibrocystic breast disease |
| **Mauvaise heleine (halitose)** | Bad breath (halitosis) |
| **Mauvaise vision de près liée à l'âge (presbytie)** | Age-related long-sightedness (presbyopia) |
| **Médulloblastome** | Medulloblastoma |
| **Mégacolôn** | Megacolon |
| **Mélanome** | Melanoma |
| **Mélioïdose** | Melioidosis (Whitmore disease) |
| **Membres sourds** | Dullness in limbs |
| **Méningiome** | Meningioma |
| **Méningo-encéphalite amibienne primaire** | Primary amoebic meningoencephalitis |
| **Méningocèle** | Meningocele |
| **Méningoencéphalite à tique** | Tick-borne meningoencephalitis |
| **Méningoencphalo-cèle** | Meningoencephalo-cele |
| **Meniscopathie** | Meniscal disease |
| **Ménopause** | Menopause |
| **Mésothéliome** | Mesothelioma |
| **Mésothéliome sarcomatoïde** | Sarcomatoid mesothelioma |
| **Métabolisme basal diminué** | Slow basal metabolism |
| **Metabolisme de base accéléré** | Accelerated basal metabolism |
| **Métastase** | Metastasis |
| **Métatarsalgie** | Metatarsalgia (Morton's neuroma) |
| **Météoropathie** | Meteoropathy |
| **Miction fréquente** | Frequent urination |
| **Migraine** | Migraine |
| **Miliarie rouge** | Miliaria rubra (sweat rash) |
| **Milium (grutum, acné miliaire)** | Milia (milk spots) |
| **Mobilité atriculaire limitée** | Limited joint mobility |
| **Molluscum contagiosum** | Molluscum contagiosum |
| **Molluscum pendulum (acrochordon)** | Soft fibroma (fibroma molle, acrochordon) |
| **Mononucléose infectieuse (maladie du baiser, maladie des amoureux)** | Infectious mononucleosis (Pfeiffer's disease, kissing disease, glandular fever) |
| **Morsure** | Bite |
| **Morsure d'un animal infecté par le virus de la rage** | Bite by rabies infected animal |
| **Morsure de chat** | Cat bite |
| **Morsure de chien** | Dog bite |
| **Morsure de rat** | Rat bite |
| **Morsure de veuve noire** | Black widow bite |
| **Morsure de vipère** | Snake bite |
| **Morsure humaine** | Human bite |
| **Mort** | Death |
| **Mort naturelle** | Natural death |
| **Mort violente** | Violent death |
| **Morve** | Glanders |
| **Mouvements involontaires anarchiques des globes oculaires (opsoclonus)** | Uncontrolled eye movement (opsoclonus) |
| **Mucocèle** | Mucocele |
| **Mucopolysacchari-dose** | Mucopolysacchari-dosis |
| **Mucoviscidose (fibrose kystique)** | Cystic fibrosis |

| | | | |
|---|---|---|---|
| **Mucus dans les selles** | Mucus in stool | **Névralgie du trijumeau (névralgie trigéminale)** | Trigeminal neuralgia |
| **Mucus nasal** | Nasal secretion (mucus) | **Nèvralgie occipitale** | Occipital neuralgia (Arnold's neuralgia) |
| **Muscle flasque (hypotonie musculaire)** | Flaccid muscle (untoned muscle) | **Névrose (neurose)** | Neurosis |
| **Myalgie cervicale** | Neck myalgia | **Nodule** | Knot (lump) |
| **Myasthénie grave** | Myasthenia gravis | **Nodule de Soeur Marie Joseph (métastase cutanée ombilicale)** | Sister Mary Joseph nodule |
| **Mycétome** | Mycetoma | **Nodules d'Heberden** | Heberden's nodes |
| **Mycose** | Mycosis | **Nodules de Bouchard** | Bouchard's nodes |
| **Myéloméningocèle** | Meningomyelocele | **Noyade** | Drowning |
| **Myoclonie** | Myoclonic twitches (myoclonus) | **Nystagmus** | Nystagmus |
| **Myogélose** | Myogelosis | **Obésité** | Obesity |
| **Myome** | Myoma | **Occlusion de l'artère de la rétine** | Retinal artery occlusion |
| **Myopathie de Duchenne** | Duchenne muscular dystrophy | **Oedème** | Edema |
| **Myopie** | Shortsightedness (myopia) | **Oedème cérébral** | Cerebral edema |
| **Myosarcome** | Myosarcoma | **Oedème de Quincke (angio-oedème)** | Angioedema (angioneurotic edema) |
| **Myosite ossifiante** | Myositis ossificans | **Oedème du nerf optique** | Optic nerve edema |
| **Myosite ossifiante progressive** | Myositis ossificans progressiva | **Oedème généralisé (anasarque)** | Generalized edema (anasarca) |
| **Myxoedème** | Myxedema | **Oedème postural** | Postural edema |
| **Myxome** | Myxoma | **Oedème pulmonaire** | Pulmonary edema |
| **Myxosarcome** | Myxosarcoma | **Oeil sec (kératoconjonctivite sèche)** | Dry eyes (keratoconjuctivitis sicca) |
| **Nanisme** | Dwarfism (nanism) | **Oligodendrocytome** | Oligodendroglioma |
| **Narcolepsie (maladie de Gélineau)** | Narcolepsy | **Oligoménorrhée** | Oligomenorrhea |
| **Nausée** | Nausea | **Onchocercose (cécité des rivières)** | Onchocerciasis (river blindness) |
| **Nécrose** | Necrosis | **Ongle incarné (onychocryptose)** | Ingrown nail (onychocryptosis, unguis incarnatus) |
| **Nécrose fibrinoïde** | Fibrinoid necrosis | **Oreillons (parotidite virale)** | Mumps (epidemic parotitis) |
| **Néphrite interstitielle** | Interstitial nephritis | **Ostéite fibrokystique** | Osteitis fibrosa cystica |
| **Néphropathie diabétique** | Diabetic nephropathy | **Ostéo-arthropathie hypertrophiante de Pierre Marie (syndrome de Marie-Bamberger)** | Hyperthropic osteoarthropaty (Pierre Marie-Bamberger syndrome) |
| **Néphrose** | Nephrosis | **Ostéochondrome** | Osteochondroma |
| **Neurasthénie** | Neurasthenia | **Ostéochondrose juvénile** | Juvenile osteochondrosis |
| **Neurinome** | Neurinoma | **Ostéogenèse imparfaite** | Osteogenesis imperfecta (brittle bone disease) |
| **Neuroblastome** | Neuroblastoma | **Ostéomalacie** | Osteomalacia |
| **Neuroborréliose** | Neuroborreliosis | | |
| **Neurofibromatose de type 1 (maladie de Von Recklinghausen)** | Neurofibromatosis type1 (Von Recklinghausen's disease) | | |
| **Neurome** | Neuroma | | |
| **Neurome acoustique** | Acoustic neuroma | | |
| **Neuropathie** | Neuropathy | | |
| **Neuropathie diabétique** | Diabetic neuropathy | | |
| **Névralgie** | Neuralgia | | |
| **Névralgie des nerfs crâniens** | Cranial neuralgia | | |

| | |
|---|---|
| **Ostéome** | Osteoma |
| **Ostéomyélite fongique** | Fungal osteomyelitis |
| **Ostéomyélite syphilitique** | Luetic osteomyelitis |
| **Ostéopétrose (os de marbre)** | Osteopetrosis (marble bone disease) |
| **Ostéoporose** | Osteoporosis |
| **Ostéosarcome** | Osteosarcoma |
| **Ostéosclérose** | Osteosclerosis |
| **Pâleur** | Paleness (pallor) |
| **Palpitation** | Palpitation |
| **Panaris** | Whitlow (felon) |
| **Pancréas aberrant** | Aberrant pancreas |
| **Papillome** | Papilloma |
| **Paracoccidioidose brésilienne** | Paracoccidioidomycosis (Brazilian blastomycosis) |
| **Paragonimiase humaine** | Paragonimiasis |
| **Paralysie** | Paralysis |
| **Paralysie de Bell** | Bell's palsy |
| **Paralysie de la moitié du corps (hémiplégie)** | Paralysis of one half of a body (hemiplegia) |
| **Paralysie des membres inférieurs (paraplégie)** | Paralysis of lower extremities (paraplegia) |
| **Paralysie des quatre membres (tétraplégie)** | Paralysis of all limbs and torso (quadriplegia, tetraplegia) |
| **Paralysie des régions symétriques du corps (diplégie)** | Paralysis of symmetrical parts of the body (diplegia) |
| **Paranoïa** | Paranoia |
| **Paraphimosis** | Paraphimosis |
| **Parésie** | Paresis |
| **Parodontite** | Periodontitis |
| **Paronychie** | Paronychia |
| **Paumes des mains chaudes et humides** | Warm sweaty palms |
| **Pectus carinatum** | Pigeon chest (pectus carinatum) |
| **Pellicule** | Dandruff |
| **Pemphigus** | Pemphigus |
| **Perforation d'ulcère** | Perforated ulcer |
| **Perforation du tympan** | Perforated eardrum (tympanorrhexis) |
| **Périostite tibiale** | Shin splints |
| **Persistance du canal artériel** | Patent ductus arteriosus (persistent ductus arteriosus) |
| **Personnalité borderline** | Borderline personality disorder |
| **Perte d'appétit** | Loss of appetite |
| **Perte d'habileté d'expression du langage (mutisme, aphasie)** | Loss of language ability (aphasia) |
| **Perte d'ouïe** | Hearing loss |
| **Perte de cheveux excessive** | Increased hair loss |
| **Perte de l'audition liée à l'age (presbyacousie)** | Age-related hearing loss (presbycusis) |
| **Perte de la sensibilité aux odeurs (anosmie)** | Loss of olfaction (anosmia) |
| **Perte de la vue dans une moitié du champ visuel (hémianopsie)** | Loss of half of a field of vision (hemianopsia) |
| **Perte de mémoire** | Memory loss |
| **Perte du sens du goût (agueusie)** | Loss of the sense of taste (ageusia) |
| **Perte du sens du toucher** | Loss of the sense of touch |
| **Pertes vaginales** | Vaginal discharge |
| **Peste** | Plague (pest) |
| **Pet (flatulence, vesse)** | Passing gas (flatulence, farting) |
| **Pétéchie** | Petechia |
| **Pharyngite streptococcique** | Streptococcal pharyngitis |
| **Phase prodromique** | Early symptom (prodrome) |
| **Phénomène de Bell** | Bell's phenomenon |
| **Phénylcétonurie** | Phenylketonuria |
| **Phéochromocytome** | Pheochromocytoma |
| **Phimosis** | Phimosis |
| **Phlébothrombose** | Phlebothrombosis |
| **Phlegmon** | Phlegmon |
| **Phlyctène (ampoule, cloque)** | Blister |
| **Phobie** | Phobia |
| **Photophobie (crainte de la lumière)** | Photophobia (fear of light) |
| **Pian** | Yaws (pian) |
| **Pied calcanéus** | Pes calcaneus |
| **Pied creux** | High arches (pes cavus) |
| **Pied d'athlète (tinea pedis)** | Athlete's foot (tinea pedis) |
| **Pied-bot (pied-bot équin)** | Club foot (talipes equinovarus) |
| **Pied equin** | Dancer's foot (pes equinus) |
| **Pied plat (pes planus)** | Flat foot (pes planus) |
| **Pied valgus** | Pes valgus |
| **Pilosité excessive (hypertrichose)** | Increased hairiness (hypertrichosis) |

| | |
|---|---|
| **Pince de homard (aplasie digitale, ectrodactylie)** | Split foot (lobster claw foot, ectrodactyly) |
| **Pinta** | Pinta |
| **Piqûre d'araignée** | Spider bite |
| **Piqûre de fourmi** | Ant sting |
| **Piqûre de moustique infecté** | Infected mosquito bite |
| **Piqûre de scorpion** | Scorpion sting |
| **Piqûre de tique infectée** | Infected tick bite |
| **Pityriasis versicolor** | Tinea versicolor (pityriasis versicolor, haole rot) |
| **Plaie** | Wound (injury, lesion) |
| **Plaie par objet tranchant** | Cut wound |
| **Plaque dentaire** | Dental plaque (dental tartar) |
| **Plasmocytome (myélome multiple)** | Plasmacytoma (multiple myeloma) |
| **Pneumoconiose** | Pneumoconiosis |
| **Pneumocystose** | Pneumocystis pneumonia (pneumocystosis) |
| **Pneumonie atypique** | Atypical pneumonia |
| **Pneumonie bactérienne** | Bacterial pneumonia |
| **Pneumonie virale** | Viral pneumonia |
| **Pneumothorax** | Pneumothorax |
| **Poliomyélite (polio, paralysie spinale infantile)** | Poliomyelitis (polio, infantile paralysis) |
| **Polycythémie** | Polycythemia |
| **Polydactylie** | Polydactyly |
| **Polymyalgia rheumatica** | Polymyalgia rheumatica |
| **Polymyosite** | Polymyositis |
| **Polynucléose** | Granulocytosis |
| **Polype** | Polyp |
| **Polype au col de l'utérus** | Cervical polyp |
| **Polype des cordes vocales** | Vocal chords polyp |
| **Polype du côlon** | Colon polyp |
| **Polype nasal** | Nasal polyp |
| **Polype utérin** | Endometrial polyp (uterine polyp) |
| **Porphyrie** | Porphyria |
| **Première période de menstruations (ménarche)** | First menstrual cycle (menarche) |
| **Présence de pus dans l'urine (pyurie)** | Pus in urine (pyuria) |
| **Présence de spermatozoïdes en quantité faible (oligospermie)** | Low semen volume (oligospermia) |
| **Pression artérielle effondrée** | Blood pressure fall |
| **Pression artérielle élevée (hypertension artérielle)** | High blood pressure (hypertension) |
| **Prise excessive d'aliments (hyperphagie)** | Abnormally large intake of food (hyperphagia) |
| **Proctite** | Proctitis |
| **Prolapsus de l'utérus** | Uterine prolapse (fallen womb) |
| **Prolapsus rectal** | Rectal prolapse |
| **Protéinose alvéolaire pulmonaire** | Pulmonary alveolar proteinosis |
| **Protéinurie (excès de protéines dans l'urine)** | Proteinuria (presence of proteins in urine) |
| **Prurit** | Itching |
| **Psittacose** | Psittacosis (parrot fever) |
| **Psoriasis** | Psoriasis |
| **Psychonévrose** | Psychoneurosis |
| **Psychopathie** | Psychopathy |
| **Psychose** | Psychosis |
| **Pubalgie du sportif** | Groin pain syndrome |
| **Puberté précoce** | Precocious puberty (premature puberty) |
| **Puberté tardive** | Delayed puberty |
| **Pupilles dilatées** | Enlarged pupils |
| **Pupilles diminuées** | Small pupils |
| **Purpura** | Purpura |
| **Purpura thrombotique thrombocytopénique** | Thrombotic thrombocytopenic purpura |
| **Pus** | Pus |
| **Pustule** | Pustule |
| **Pyélonéphrite (infection bactérienne des voies urinaires hautes)** | Pyelonephritis (kidney infection) |
| **Pyonéphrose (pus dans le rein)** | Pyonephrosis |
| **Pyromanie** | Pyromania |
| **Rachitisme** | Rickets (rachitis) |
| **Rachitisme rénal** | Renal rickets |
| **Rage** | Rabies |
| **Raideur** | Stiffness |
| **Raideur articulaire** | Joint stiffness |
| **Raideur de nuque (raideur méningée)** | Nuchal rigidity (stiff neck) |

| | |
|---|---|
| **Raréfaction du volume des urines (oligurie)** | Decreased production of urine (oliguria) |
| **Rash (eczéma)** | Rash (eruption, eczema) |
| **Règle douloureuse (dysménorrhée)** | Painful menstruation (dysmenorrhea) |
| **Rein en fer à cheval** | Horseshoe kidney (renal fusion) |
| **Rein polykystique** | Polycystic kidney disease |
| **Rejet de sang issu des voies aériennes (hémoptysie)** | Expectoration of blood (hemoptysis) |
| **Renifler** | Sniffing (sniffle) |
| **Réponses psycho-physiologiques lentes** | Slow psychophysiological responses |
| **Respiration accélérée (tachypnée)** | Rapid breathing (tachypnea) |
| **Respiration Cheynes-Stokes** | Periodic breathing (Cheyne-Stokes respiration) |
| **Respiration de Biot** | Biot's respiration |
| **Respiration de type Kussmaul** | Kussmaul breathing |
| **Respiration ralentie (bradypnée)** | Slow breathing rate (bradypnea) |
| **Respiration superficielle** | Shallow breathing |
| **Retard mental (handicap mental)** | Mental retardation |
| **Rétention d'urine** | Urinary retention (ischuria) |
| **Rétinite pigmentaire** | Retinitis pigmentosa (retinal pigment epithelium dystrophy) |
| **Rétinopathie diabétique** | Diabetic retinopathy |
| **Rétinopathie du prématuré** | Retinopathy of prematurity (retrolental fibroplasia) |
| **Retour à la bouche du contenu de l'estomac (régurgitation)** | Expulsion of undigested food from stomack to the mouth (regurgitation) |
| **Rhabdomyome** | Rhabdomyoma |
| **Rhabdomyome granocellulaire** | Myoblastoma |
| **Rhabdomyosarco-me** | Rhabdomyosarcoma |
| **Rhinite** | Rhinitis |
| **Rhinite allergique** | Allergic rhinitis |
| **Rhinite vasomotrice** | Vasomotor rhinitis |
| **Rhizarthrose** | Thumb joint arthritis |
| **Rhumatisme articulaire aigu (maladie de Bouillaud)** | Rheumatic fever |
| **Rhumatisme extraarticulaire** | Extrajoint rheumatism |
| **Rhume** | Common cold |
| **Rickettsiose** | Rickettsiosis |
| **Ride** | Wrinkle |
| **Rosacée (couperose)** | Rosacea |
| **Roséole (exanthème subit, sixième maladie)** | Exanthema subitum (roseola infantum, sixth disease) |
| **Rot (renvoi, éructation)** | Burping (belching) |
| **Rougeole (1re maladie)** | Measles |
| **Rubéole** | German measles (rubella) |
| **Rupture** | Rupture |
| **Rupture d'anévrisme** | Aneurysm rupture |
| **Rupture de la coiffe des rotateurs** | Rotator cuff rupture (rotator cuff tear) |
| **Rupture de la rate** | Ruptured spleen |
| **Rupture de la vessie** | Rupture of urinary bladder |
| **Rupture du ligament croisé antéro-externe (rupture du LCA)** | Anterior cruciate ligament rupture (ACL rupture) |
| **Rupture du ménisque** | Meniscus rupture (meniscus tear) |
| **Rupture du tendon** | Tendon rupture (torn tendon) |
| **Rupture du tendon d'Achille** | Achilles tendon rupture |
| **Rupture ligamentaire** | Ligament rupture (torn ligament) |
| **Rupture musculaire** | Muscle rupture |
| **Rythme cardiaque bas (bradycardie)** | Slow pulse rate (bradycardia) |
| **Sac herniaire** | Hernia sack |
| **Saignement (hémorragie)** | Bleeding (haemorrhage) |
| **Saignement anal (rectorragie)** | Anal bleeding |
| **Saignement de l'oreille** | Ear bleeding |
| **Saignement de l'utérus (métrorragie)** | Uterine bleeding (metrorrhagia) |
| **Saignement de nez (épistaxis)** | Nose bleeding (epistaxis) |
| **Saignement externe (hémorragie externe)** | External bleeding |

| | |
|---|---|
| **Saignement interne (hémorragie interne)** | Internal bleeding |
| **Saignement veineux** | Venous bleeding |
| **Salmonellose** | Salmonellosis |
| **Sang dans l'expectoration (hémoptysie)** | Blood in sputum (hemoptysis) |
| **Sang dans le liquide cérébro-spinal** | Blood in cerebrospinal fluid |
| **Sang dans les selles (hématochézie)** | Blood in stool (hematochezia) |
| **Sang dans les urines (hématurie)** | Blood in urine (hematuria) |
| **Sarcoïdose (maladie de Besnier-Boeck-Schaumann)** | Sarcoidosis (sarcoid, Besnier-Boeck disease) |
| **Sarcome** | Sarcoma |
| **Sarcome botryoïde** | Botryoid sarcoma |
| **Sarcome d'Ewing** | Ewing's sarcoma |
| **Sarcome de Kaposi** | Kaposi's sarcoma |
| **Sarcome réticuloendothélial** | Reticuloendothelial sarcoma |
| **Sarcome synovial** | Synovial sarcoma |
| **Sarcopénie** | Sarcopenia |
| **Sarcopsyllose** | Tungiasis (nigua, pique) |
| **SARM** | MRSA |
| **Saute d'humeur** | Mood swing |
| **Scarlatine (fièvre écarlate)** | Scarlet fever |
| **Schistosomiase (bilharziose)** | Schistosomiasis (snail fever) |
| **Schizophrénie** | Schizophrenia |
| **Sciatique** | Sciatica |
| **Sclérodermie** | Scleroderma |
| **Sclérose en plaques** | Multiple sclerosis |
| **Sclérose latérale amyotrophique (maladie de Charcot)** | Amyotrophic lateral sclerosis |
| **Scoliose** | Scoliosis |
| **Scorbut** | Scurvy |
| **Scotome** | Scotoma |
| **Se ronger les ongles (onychophagie)** | Nail biting (onychophagia) |
| **Séborrhée** | Seborrhea |
| **Sècheresse de la bouche (xèrostomie)** | Dry mouth (xerostomia) |
| **Sécrétion (suintement, écoulement)** | Discharge |
| **Sécrétion d'urine en quantité abondante (polyurie)** | Passage of large volumes of urine (polyuria) |
| **Sécrétion de la salive excessive** | Excessive secretion of saliva (hypersalivation) |
| **Selles aqueuses** | Watery stool |
| **Selles jaunes** | Yellow stool |
| **Selles noir (melanea, méléna)** | Black stool (melena) |
| **Selles rouges** | Red colored stool |
| **Selles vertes** | Green stool |
| **Semi-coma** | Semicoma |
| **Sensation cuisante** | Burning sensation |
| **Sensation de peur** | Sensation of fear |
| **Sensation des chaussures très serré** | "Tight shoes" sensation |
| **Sensibilité à la douleur (algésie)** | Sensitivity to pain (algesia) |
| **Sensibilité éléctromagnétique** | Electromagnetic hypersensitivity |
| **Sepsis** | Sepsis |
| **Septicémie** | Septicemia |
| **Sevrage** | Withdrawal |
| **Sexualité compulsive** | Sexual addiction |
| **Shigellose** | Shigellosis (bacillary dysentery) |
| **SIDA (syndrome d'immunodéficience acquise)** | AIDS (acquired immune deficiency syndrome) |
| **Sidérose** | Siderosis |
| **Signe de Koplik** | Koplik's spots |
| **Silicose** | Silicosis |
| **Soif** | Thirst |
| **Soif excessive (polydipsie)** | Increased thirst senasation (polydipsia) |
| **Somnabulisme** | Sleepwalking (somnambulism) |
| **Somnolence** | Somnolence |
| **Sopor** | Sopor |
| **Souffle cardiaque** | Heart murmur |
| **Spasme (crampe)** | Spasm (cramp) |
| **Spasme du pylore** | Pylorospasm |
| **Spasme facial** | Facial spasm |
| **Spasme vaginal (vaginisme)** | Vaginal spasm (vaginismus) |
| **Spermatocèle** | Spermatocele |
| **Spina bifida** | Spina bifida |
| **Splénomégalie** | Splenomegaly |
| **Spondilite** | Spondylitis |
| **Spondylarthrite ankylosante (morbus Bechterew)** | Ankylosing spondylitis (Bechterew's syndrome) |
| **Spondylolisthésis** | Spondylolisthesis |
| **Spondylose** | Spondylosis |
| **Sporotrichose** | Sporotrichosis |

| | |
|---|---|
| **Stéatose hépatique** | Fatty liver metamorphosis |
| **Sténose congénitale du pylore** | Congenital pyloric stenosis |
| **Sténose de l'artère pulmonaire** | Stenosis of pulmonary artery |
| **Sténose de la valve pulmonaire** | Pulmonary valve stenosis |
| **Sténose du pylore** | Pyloric stenosis |
| **Sténose hypertrophique du pylore** | Hypertrophic pyloric stenosis |
| **Sténose mitrale** | Mitral stenosis |
| **Sténose oesophagienne** | Esophageal stenosis |
| **Sténose valvulaire aortique** | Aortic valve stenosis |
| **Strabisme** | Strabismus |
| **Strangulation (étranglement)** | Strangulation |
| **Stupeur** | Stupor |
| **Sucre dans les urines (glycosurie)** | Glucose in urine (glycosuria) |
| **Sudation** | Sweating |
| **Sudation excessive (hyperhidrose)** | Excessive sweating (hyperhidrosis) |
| **Sueurs nocturnes** | Night sweats |
| **Suffocation** | Choking (suffocation) |
| **Surdité** | Deafness |
| **Surdité partielle** | Hard of hearing |
| **Surdose de drogue** | Drug overdose |
| **Surdose du médicament** | Medication overdose |
| **Syncope** | Syncope |
| **Syndactylie** | Syndactyly |
| **Syndrome carcinoïde** | Carcinoid syndrome |
| **Syndrome cervical** | Cervicocephal syndrome |
| **Syndrome cervico-brachial** | Cervicobrachial syndrome |
| **Syndrome d'alcoolisation foetale** | Fetal alcohol syndrome |
| **Syndrome d'écrasement** | Crush-syndrome |
| **Syndrome d'Edwards (trisomie 18)** | Edwards syndrome (trisomy 18) |
| **Syndrome d'Eisenmenger** | Eisenmenger's syndrome |
| **Syndrome de blast** | Blast-syndrome |
| **Syndrome de Cushing (hypercorticisme)** | Cushing's syndrome (hypercorticism) |

| | |
|---|---|
| **Syndrome de DeQuervain (ténosynovite de DeQuervain)** | DeQuervain syndrome |
| **Syndrome de détresse respiratoire** | Respiratory distress syndrome |
| **Syndrome de douleur** | Pain syndrome |
| **Syndrome de Down** | Down syndrome |
| **Syndrome de fatigue chronique** | Chronic fatigue syndrome |
| **Syndrome de Goodpasture (maladie des anticorps anti-membrane basale glomérulaire)** | Goodpasture's syndrome |
| **Syndrome de Guillain-Barré** | Guillain-Barré syndrome |
| **Syndrome de la bandelette iliotibiale (syndrome de l'essuie glace)** | Iliotibial band friction syndrome |
| **Syndrome de Marfan** | Marfan syndrome |
| **Syndrome de McCune-Albright** | McCune-Albright syndrome |
| **Syndrome de mort subite du nourrisson** | Sudden infant death syndrome (crib death, cot death) |
| **Syndrome de Patau (trisomie 13)** | Patau syndrome (trisomy 13) |
| **Syndrome de Reye** | Reye's syndrome |
| **Syndrome de Sjögren** | Sjögren's syndrome |
| **Syndrome de Tourette** | Tourette's syndrome |
| **Syndrome de traversée thoraco-cervico-brachiale** | Thoracic outlet syndrome |
| **Syndrome de Turner** | Turner syndrome |
| **Syndrome de Volkmann** | Volkmann's ischemic contracture |
| **Syndrome des loges** | Compartment syndrome |
| **Syndrome des vibrations du système main-bras** | Hand-arm vibration syndrome (vibration white finger) |
| **Syndrome du bébé mou** | Floppy infant syndrome |
| **Syndrome du brasseur aux genoux** | Swimmer's knee |
| **Syndrome du canal carpien** | Carpal tunnel syndrome |

| | |
|---|---|
| **Syndrome du canal tarsien** | Tarsal tunnel syndrome |
| **Syndrome du conflit sous-acromial** | Shoulder impingement syndrome (subacromial impingement syndrome) |
| **Syndrome du rein flottant (néphroptose)** | Floating kidney (nephroptosis, renal ptosis) |
| **Syndrome du tunnel cubital** | Little league elbow syndrome (LLE syndrome) |
| **Syndrome hépato-rénal** | Hepatorenal syndrome |
| **Syndrome myélodysplasique** | Myelodysplastic syndrome |
| **Syndrome néphrotique** | Nephrotic syndrome |
| **Syndrome poplité douloureux** | Popliteus syndrome |
| **Syndrome post-thrombotique** | Post-thrombotic syndrome |
| **Syndrome prémenstruel (SPM)** | Premenstrual syndrome (PMS) |
| **Syndrome respiratoire aigu sévère (SRAS)** | Severe acute respiratory syndrome (SARS) |
| **Syndrome tibial postérieur** | Tibialis posterior syndrome |
| **Synostose radio-ulnaire** | Radioulnar synostosis |
| **Synoviome** | Synovioma |
| **Syphilis (vérole)** | Syphilis |
| **Syringomyélie** | Syringomyelia |
| **Tachycardie** | Tachycardia |
| **Tamponnade cardiaque** | Pericardial tamponade (cardiac tamponade) |
| **Taux de sucre dans le sang élevé (hyperglycémie)** | High blood sugar (hyperglicemia) |
| **Teigne (tinea capitis)** | Tinea capitis (scalp ringworm) |
| **Température corporelle basse (hypothermie)** | Decreased body temperature (hypothermia) |
| **Tendinite achilléenne chronique** | Achilles tendon overuse injury |
| **Tendinite de l'avant-bras** | Forearm tendinitis |
| **Tendinite des danseurs (fléchisseur de l'hallux tendinite)** | Dancer's tendinitis (flexor hallucis tendinitis) |
| **Tendinite des extenseurs des orteils** | Extensor tendinitis (inflammation of the extensor tendons of the toes) |
| **Tendinite du tendon d'Achille** | Achillodynia (Achilles tendinitis) |
| **Tendinopathie du tibial postérieur** | Tibialis posterior tendinitis |
| **Tendinose** | Tendinosis (chronic tendon injury) |
| **Tension de la paroi stomacale** | Abdominal wall tension |
| **Tératocarcinome** | Teratocarcinoma |
| **Tératome** | Teratoma |
| **Tétanie** | Tetany |
| **Tétanos** | Tetanus |
| **Téton ombiliqué** | Inverted nipple |
| **Tétralogie deFallot** | Tetralogy of Fallot |
| **Thalassémie** | Thalassemia |
| **Thorax en entonnoir (pectus excavatum)** | Pectus excavatum |
| **Thrombocytopénie** | Thrombocytopenia |
| **Thrombophlébite** | Thrombophlebitis |
| **Thrombose** | Thrombosis |
| **Thrombose du voyageur** | Traveller's thrombosis (economy class syndrome) |
| **Thrombose veineuse** | Venous thrombosis |
| **Thyréotoxicose** | Thyrotoxicosis |
| **Thyroïdite de Hashimoto** | Hashimoto's disease |
| **Thyroïdite de Riedel** | Riedel's thyroiditis |
| **Tic** | Tic |
| **Tic de langage à dire des mots vulgaires (coprolalie)** | Involuntary swearing (coprolalia) |
| **Tinea corporis** | Tinea corporis |
| **Torsion osseuse** | Bone bending (bone torsion) |
| **Torsion testiculaire** | Testicular torsion |
| **Torticolis** | Wry neck (torticollis) |
| **Toux** | Cough |
| **Toux productive** | Productive cough |
| **Toux sèche** | Dry cough |
| **Toxi-infection à Clostridium perfringens** | Clostridium perfringens toxic infection |
| **Toxicomanie** | Drug addiction |
| **Toxocarose** | Toxocariasis |
| **Toxoplasmose** | Toxoplasmosis |
| **Trachome** | Trachoma |

| | |
|---|---|
| **Transplantation rénale** | Kidney transplatation |
| **Transposition de l'aorte** | Transposition of aorta |
| **Transposition de l'artère pulmonaire** | Transposition of pulmonary artery |
| **Transposition des gros vaisseaux** | Transposition of the great vessels |
| **Tremblement** | Tremor |
| **Tremblement des mains** | Hand tremor |
| **Trichinose** | Trichinosis (trichinellosis) |
| **Trichomonas vaginalis** | Trichomonas vaginalis |
| **Trichomoniase** | Trichomoniasis |
| **Trouble bipolaire (psychose maniaco-dépressive)** | Bipolar disorder (manic-depressive psychosis) |
| **Trouble de conduite alimentaire** | Eating disorder |
| **Trouble de coordination des mouvements musculaires (ataxie)** | Lack of coordination of muscle movements (ataxia) |
| **Trouble de l'apprentissage** | Learning disability |
| **Trouble de l'apprentissage du langage (dysphasie)** | Speech difficulty (dysphasia) |
| **Trouble de l'audition** | Hearing disorder |
| **Trouble de l'équilibre** | Balance disorder |
| **Trouble de la différenciation sexuelle** | Sexual differentiation disorder |
| **Trouble de la miction** | Urination disorder |
| **Trouble de la personnalité** | Personality disorder |
| **Trouble de la vue** | Sight disorder |
| **Trouble de stress post-traumatique** | Posttraumatic stress disorder |
| **Trouble déficit de l'attention** | Attention deficit disorder |
| **Trouble du comportement** | Behavioral disorder |
| **Trouble du mouvement** | Movement disorder |
| **Trouble du sommeil** | Sleeping disorder |
| **Troubles du cycle menstruel** | Menstrual disorder |
| **Trypanosomiase** | Trypanosomiasis |
| **Tuberculose** | Tuberculosis (TBC) |
| **Tuberculose des os** | Bone tuberculosis |
| **Tuberculose hépatique** | Hepatic tuberculosis |

| | |
|---|---|
| **Tuberculose intestinale** | Intestinal tuberculosis |
| **Tuberculose pulmonaire** | Pulmonary tuberculosis |
| **Tuberculose rénale** | Renal tuberculosis |
| **Tuberculose urogénitale** | Urogenital tuberculosis |
| **Tularémie** | Tularemia (rabbit fever) |
| **Tumeur** | Tumor (tumour) |
| **Tumeur à cellules géantes** | Gigantocellular tumor (osteoclastoma) |
| **Tumeur bénigne** | Benign tumor |
| **Tumeur de Brenner** | Brenner tumour |
| **Tumeur de la granulosa** | Granulosa cell tumor |
| **Tumeur de Wilms (néphroblastome)** | Wilm's tumor (nephroblastoma) |
| **Tumeur du sac vitellin** | Yolk sac tumor (endodermal sinus tumor) |
| **Tumeur du système uro-génital** | Urogenital neoplasm |
| **Tumeur glomique (glomangiome)** | Glomus tumor (glomangioma) |
| **Tumeur maligne (cancer)** | Malignant tumor (cancer) |
| **Tumeur mixte** | Mixed tumor |
| **Tumeur mixte malin** | Malignant mixed tumor |
| **Typhus épidémique (typhus à poux, typhus européen)** | Epidemic typhus (louse-borne typhus) |
| **Typhus murin** | Murine typhus (endemic typhus) |
| **Ulcère** | Ulcer |
| **Ulcère de l'estomac** | Gastric ulcer |
| **Ulcère du doudénum** | Duodenal ulcer |
| **Ulcère ischémique** | Ischemic ulceration |
| **Ulcère veineux** | Venous ulcer (varicose ulcer) |
| **Urémie (le taux de l'urée dans le sang)** | Uremia (autointoxication due to kidney failure) |
| **Urination douloureuse (strangurie)** | Painful urination (strangury) |
| **Urine marron** | Brown urine |
| **Urine opaque** | Unclear urine (foggy urine) |
| **Urine rouge** | Red urine |
| **Urticaire** | Hives (urticaria) |
| **Utérus rétroversé** | Retroverted uterus |
| **Vaginose bactérienne** | Bacterial vaginosis |
| **Varice dans le cou** | Neck varicose veins |

| | |
|---|---|
| **Varicelle** | Chicken-pox |
| **Varices** | Varicose veins |
| **Varices des membres inférieurs** | Leg varicose veins |
| **Varices oesophagiennes** | Esophageal varices |
| **Varicocèle** | Varicocele |
| **Variole (petite vérole)** | Smallpox |
| **Verrue** | Wart |
| **Verrue génitale** | Genital wart |
| **Vertige** | Dizziness (vertigo) |
| **Vertige paroxystique positionnel bénign** | Benign positional vertigo |
| **Vision double (diplopie)** | Double vision (diplopia) |
| **Vitiligo** | Vitiligo |
| **Volvulus** | Abnormal twisting of the intestines (volvulus) |
| **Vomissement** | Vomiting |
| **Vomissement de sang (hématémèse)** | Vomiting of blood (hematemesis) |
| **Vomissement en fusée sans effort** | Vomiting without nausea (cerebral vomiting) |
| **Xanthelasma** | Xanthelasma |
| **Xanthome** | Xanthoma |
| **Yeux larmoyants** | Watery eyes |
| **Zona** | Herpes zoster |
| **Zoonose** | Zoonosis |

## PHARMACIE — PHARMACY

| | |
|---|---|
| **À jeun** | On an empty stomach (before the meal) |
| **À midi** | At noon |
| **Acide borique** | Boric acid |
| **Acides gras oméga-3** | Omega-3 fatty acid |
| **Adrénaline** | Adrenaline |
| **Aérosol** | Aerosol |
| **Agent antiarythmique** | Antiarrhythmic agent |
| **Aiguille** | Needle |
| **Alcohol** | Alcohol |
| **Allergie à un médicament** | Drug allergy |
| **Aminophylline** | Aminophylline |
| **Ampicilline** | Ampicillin |
| **Ampoule** | Ampoule |
| **Analgésique** | Analgesic (painkiller) |
| **Anesthésique** | Anesthetic |
| **Antihelminthique** | Antihelminthic |
| **Anti-inflammatoire** | Anti-inflammatory |
| **Anti-inflammatoire non stéroïdien** | Non-steroidal anti-inflammatory drug |
| **Antiacide** | Antacid |
| **Antiallergique** | Antiallergic drug |
| **Antibiotique** | Antibiotic |
| **Anticoagulant** | Anticoagulant |
| **Antidépresseur** | Antidepressant |
| **Antidote** | Antidote |
| **Antiémétique** | Antiemetic and motion sickness drug |
| **Antiépileptique (anticonvulsivant)** | Anticonvulsant |
| **Antihistaminique** | Antihistamine |
| **Antihypertenseur** | Antihypertensive drug |
| **Antimalarique** | Antimalarial drug |
| **Antimycosique** | Antimycotic |
| **Antioxydant** | Antioxidant |
| **Antipsychotique** | Antipsychotic |
| **Antipyrétique** | Antipyretic |
| **Antiseptique** | Antiseptic |
| **Antiseptique urinaire** | Urinary antiseptic |
| **Antisérum** | Antiserum |
| **Antitoxine** | Antitoxin |
| **Antituberculeux** | Antitubercular agent |
| **Après-repas** | After meal |
| **Aspirine** | Aspirin |
| **Atropine** | Atropine |
| **Balance** | Scales |
| **Bandage** | Bandage |
| **Barbiturique** | Barbiturate |
| **Bouillotte** | Hot water bottle |
| **Bronchodilatateur** | Bronchodilator |
| **Caféine** | Caffeine |
| **Calcium** | Calcium |
| **Camomille** | Chamomile |
| **Cannabis médical** | Medical cannabis |
| **Céphalosporine** | Cephalosporin |
| **Charbon actif** | Activated carbon |
| **Chimiothérapie** | Chemotherapy |
| **Chloramphénicol** | Chloramphenicol |
| **Chlore** | Chlorine |
| **Clystère** | Enema (clyster) |
| **Cobalt** | Cobalt |
| **Codéine** | Codeine |
| **Collyre (gouttes ophtalmiques)** | Eye drops |
| **Compresse** | Compress |
| **Comprimé** | Tablet |
| **Comprimé effervescent** | Water-soluble tablets |
| **Contraceptif** | Contraceptive |
| **Contraception orale** | Contraceptive pill (oral contraceptive) |
| **Corticostéroïde** | Corticosteroid |
| **Crème** | Skin cream |

| | |
|---|---|
| **Crème solaire** | Sunscreen (sunblock) |
| **Cuillère** | Spoon |
| **Cuivre** | Copper |
| **Cytostatique** | Cytostatic |
| **Dentifrice** | Tooth paste |
| **Déodorant** | Antiperspirant |
| **Diaphragme** | Diaphragm (Dutch cap) |
| **Diurétique** | Diuretic |
| **Dose** | Dose |
| **Eau dentifrice** | Mouthwash liquid |
| **Édulcorant** | Sugar substitute |
| **Effets indésirables d'un médicament** | Drug side-effects |
| **Émulsion** | Emulsion |
| **Éponge contraceptive** | Contraceptive sponge |
| **Érythromycine** | Erythromycin |
| **Expectorant** | Expectorant |
| **Fentanyl** | Fentanyl |
| **Fer** | Iron |
| **Fil dentaire** | Dental floss |
| **Fiole** | Vial |
| **Gaze** | Gauze sponge |
| **Gel** | Gel |
| **Gélule** | Capsule |
| **Gentamicine** | Gentamicin |
| **Glucose** | Glucose |
| **Gomme à la nicotine** | Nicotine gum |
| **Gouttes** | Drops |
| **Gouttes auriculaires** | Ear drops |
| **Gouttes nasales** | Nasal drops |
| **Gramme** | Gram (gramme) |
| **Hémostatique** | Antihemorrhagic (hemostatic) |
| **Héparine** | Heparin |
| **Hormonothérapie de substitution** | Hormone replacement therapy |
| **Huile d'amande** | Almond oil |
| **Huile de jojoba** | Jojoba oil |
| **Huile de ricin** | Castor oil |
| **Huile essentielle** | Essential oil |
| **Huile minérale** | Mineral oil |
| **Hypnotique (somnifère)** | Hypnotic (soporific) |
| **Immunoglobuline** | Immunoglobulin |
| **Immunosuppre-sseur** | Immunosuppressive |
| **Inhalation** | Inhalation |
| **Insuline** | Insulin |
| **Interféron** | Interferon |
| **Injection** | Injection |
| **Iode** | Iodine |
| **Laxatif** | Laxative |
| **Le matin** | In the morning |
| **Le soir** | In the evening |
| **Lentille de contact rigide** | Hard contact lens |
| **Lentille de contact souple** | Soft contact lens |
| **Lentilles de contact** | Contact lenses |
| **Litre** | Litre |
| **Lotion** | Lotion |
| **Lubrifiant** | Lubricant |
| **Lunettes de vue** | Glasses |
| **Magnésium** | Magnesium |
| **Manganèse** | Manganese |
| **Médicament** | Medication (remedy, drug) |
| **Médicament anti-obésité** | Anti-obesity medication |
| **Médicament antianémique** | Antianemic |
| **Médicament antidiabétique** | Anti-diabetic drug |
| **Médicament antidiarrhéique** | Antidiarrhoeal drug |
| **Médicament antiprotozoal** | Antiprotozoal agent |
| **Médicament antirhumatismal** | Antirheumatic drug |
| **Médicament antiviral** | Antiviral drug |
| **Médicament cardiotonique** | Cardiotonic agent |
| **Médicament contre la dépendance à l'alcool** | Antialcoholic drug |
| **Médicament digestif** | Digestive |
| **Méthadone** | Methadone |
| **Microgramme** | Microgram |
| **Milligramme** | Milligram (milligramme) |
| **Millilitre** | Millilitre |
| **Minéral** | Mineral |
| **Molybdène** | Molybdenum |
| **Morceau** | Piece |
| **Morphine** | Morphine |
| **Mousse** | Foam |
| **Mousse contraceptive** | Contraceptive foam |
| **Mucolytique** | Mucolytic |
| **Myorelaxant** | Muscle relaxant |
| **Nutriment (élément nutritif)** | Nutrient |
| **Nystatine** | Nystatin |
| **Opioïde** | Opioid |
| **Ordonnance médicale** | Prescription |
| **Ouate (coton hydrophile)** | Cotton-wool |
| **Ovule (suppositoire vaginal)** | Vaginal suppository |
| **Oxycodone** | Oxycodone |

| | |
|---|---|
| **Pansement** | Plaster (adhesive strip) |
| **Par voie orale** | Orally |
| **Paracétamol** | Paracetamol |
| **Paraffine** | Paraffin |
| **Pastille** | Pastille (lozenge) |
| **Pâte** | Paste |
| **Pénicilline** | Penicillin |
| **Pharmacien** | Pharmacist |
| **Phosphore** | Phosphorus |
| **Phytothérapie** | Phytotherapy |
| **Pilule du lendemain (contraception postcoïtale, contraception d'urgence)** | 'Morning-after' pill (postcoital contraception, emergency contraception) |
| **Poison** | Poison |
| **Pommade** | Ointment (fat) |
| **Pommade à l'oxyde de zinc** | Zinc ointment |
| **Potassium** | Potassium |
| **Potion** | Potion |
| **Poudre** | Powder |
| **Poudre fluide** | Liquid powder |
| **Pour l'application externe** | For external application |
| **Préservatif** | Condom |
| **Psychostimulant** | Psychostimulant |
| **Purgatif** | Purgative |
| **Rectal** | Rectal |
| **Répulsif antimoustiques** | Mosquito repellent |
| **Répulsif d'insectes** | Insect repellent |
| **Rinçage** | Rinsing |
| **Salicylate** | Salicylate |
| **Savon** | Soap |
| **Sédatif** | Sedative |
| **Seringue** | Syringe |
| **Sérum** | Serum |
| **Serviette hygiénique (protège-slip)** | Sanitary pads (sanitary napkins) |
| **Sirop** | Syrup |
| **Slip d'incontinence** | Incontinence pads (adult diapers) |
| **Sodium** | Sodium |
| **Solution** | Solution |
| **Solution nettoyante pour lentilles** | Contact lenses cleaning solution |
| **Solution nettoyante pour les prothèses** | Denture cleaning solution |
| **Solution physiologique** | Saline solution |
| **Soufre** | Sulphur |
| **Spasmolytique** | Spasmolytic |
| **Spermicide** | Spermicide |
| **Spray** | Spray |
| **Sublingual** | Sublingual administration |
| **Sulfamidé** | Sulphonamide |
| **Suppositoire** | Suppository |
| **Surdose** | Overdose |
| **Système international d'unités** | International System of Units |
| **Tampon hygiénique** | Tampon |
| **Teinture** | Tincture |
| **Tensiomètre (sphygmomanomètre)** | Blood pressure meter (sphygmomanometer) |
| **Test de grossesse** | Home pregnancy test |
| **Tétracycline** | Tetracycline |
| **Thermomètre** | Thermometer |
| **Timbre à la nicotine** | Nicotine patch |
| **Tisane** | Herbal tea |
| **Tonique** | Tonic |
| **Tramadol** | Tramadol |
| **Tube de soin pour lèvres** | Lip balm |
| **Vaccin** | Vaccine |
| **Vasodilatateur** | Vasodilatator |
| **Viagra (citrate de sildénafil)** | Viagra (sildenafil citrate) |
| **Vitamine** | Vitamin |
| **Vitamine A (rétinol)** | Vitamin A (retinol) |
| **Vitamine B1 (thiamine)** | Vitamin B1 (thiamin) |
| **Vitamine B2 (riboflavine)** | Vitamin B2 (riboflavin) |
| **Vitamine B3 (nicotinamide, PP)** | Vitamin B3 (niacin) |
| **Vitamine B4 (adénine)** | Vitamin B4 (adenine) |
| **Vitamine B5 (acide pantothénique)** | Vitamin B5 (pantothenic acid) |
| **Vitamine B6 (pyridoxine)** | Vitamin B6 (pyridoxine) |
| **Vitamine B7 (inositol)** | Vitamin B7 (inositol) |
| **Vitamine B8 (biotine)** | Vitamin B8 (biotin) |
| **Vitamine B9 (acide folique)** | Vitamin B9 (folic acid) |
| **Vitamine B10 (vitamine R)** | Vitamin B10 (factor-R) |
| **Vitamine B11 (carnitine)** | Vitamin B11 (factor-S) |
| **Vitamine B12 (cobalamine)** | Vitamin B12 (cobalamin) |
| **Vitamine C (acide ascorbique)** | Vitamin C (L-ascorbic acid) |
| **Vitamine D2 (ergocalciférol)** | Vitamin D2 (ergocalciferol) |
| **Vitamine D3 (cholécalciférol)** | Vitamin D3 (cholecalciferol) |
| **Vitamine D4** | Vitamin D4 |

| | |
|---|---|
| **Vitamine D5 (sitocalciférol)** | Vitamin D5 (sitocalciferol) |
| **Vitamine E (tocophérol)** | Vitamin E (tocopherol) |
| **Vitamine F (acide linoléique)** | Vitamin F (linoleic acid) |
| **Vitamine J (choline)** | Vitamin J (choline) |
| **Vitamine K (phylloquinone)** | Vitamin K (phylloquinone) |
| **Vitamine L1 (acide anthranilique)** | Vitamin L1 (anthranilic acid) |
| **Vitamine P (flavonoïde)** | Vitamin P (flavonoids) |
| **Zinc** | Zinc |

## ÉTABLISSEMENTS MÉDICAUX, PROCÉDURES ET SOINS — MEDICAL FACILITIES, PROCEDURES AND CARE

| | |
|---|---|
| **Ablation chirurgicale d'un lobe d'organe (lobectomie)** | Surgical removal of a lobe of some organ (lobectomy) |
| **Ablation chirurgicale d'une ou des deux glandes surrénales (adrenalectomie)** | Surgical removal of one or both adrenal glands (adrenalectomy) |
| **Ablation chirurgicale d'une partie du thalamus (thalamotomie)** | Surgical procedure on the thalamus (thalamotomy) |
| **Ablation chirurgicale de l'appendice iléo-caecal (appendicectomie)** | Surgical removal of the vermiform appendix (appendectomy) |
| **Ablation chirurgicale de l'estomac (gastrectomie)** | Surgical removal of the stomach (gastrectomy) |
| **Ablation chirurgicale de l'étrier (stapédectomie)** | Surgical procedure on the middle ear (stapedectomy) |
| **Ablation chirurgicale de la prostate (prostatectomie)** | Surgical removal of the prostate gland (prostatectomy) |
| **Ablation chirurgicale de la rate (splénectomie)** | Surgical removal of the spleen (splenectomy) |
| **Ablation chirurgicale de la thyroïde (thyroïdectomie, isthmectomie)** | Surgical removal of the thyroid gland (thyroidectomy) |
| **Ablation chirurgicale des amygdales palatines (amygdalectomie, tonsillectomie)** | Surgical removal of tonsils (tonsillectomy) |
| **Ablation chirurgicale des fibromes utérins (myomectomie)** | Surgical removal of uterine myomas (myomectomy, fibroidectomy) |
| **Ablation chirurgicale des hémorroïdes (hémorroïdectomie)** | Surgical removal of a hemorrhoid (hemorrhoidectomy) |
| **Ablation chirurgicale des végétations adénoïdes (adénoïdectomie)** | Surgical removal of adenoids (adenoidectomy) |
| **Ablation chirurgicale du larynx (laryngectomie)** | Surgical removal of the larynx (laryngectomy) |
| **Ablation chirurgicale du pancréas (pancréatectomie)** | Surgical removal of the pancreas (pancreatectomy) |
| **Ablation chirurgicale du thymus (thymectomie)** | Surgical removal of the thymus (thymectomy) |
| **Administration des médicaments** | Administration of drugs |
| **Aide médicale urgente** | Emergency medical services |
| **Alarme** | Alarm |
| **Aller aux toilettes** | Using a toilet |
| **Ambulance** | Ambulance |
| **Amputation** | Amputation |
| **Amputation chirurgicale d'un ou des deux testicules (orchidectomie, orchiectomie)** | Surgical removal of a testicle (orchidectomy) |
| **Anesthésie** | Anesthesia |
| **Anesthésie générale** | General anesthesia |
| **Anesthésie locale** | Local anesthesia |
| **Angioplastie coronaire (dilatation transluminale)** | Percutaneous coronary intervention (coronary angioplasty) |
| **Appareil à succion** | Suction unit (aspirator) |

| | |
|---|---|
| **Appareil acoustique** | Hearing assist device |
| **Appareil respiratoire** | Respirator |
| **Armoire** | Wardrobe (cupboard, cabinet) |
| **Arthrodèse** | Arthrodesis |
| **Ascenseur** | Elevator |
| **Assurance maladie** | Health insurance |
| **Autopsie** | Autopsy |
| **Béquille** | Crutch |
| **Blanchisserie** | Laundry |
| **Bloc opératoire** | Operating room |
| **Blouse de protection** | Protection gown |
| **Brassard du manomètre** | Manometer cuff |
| **Brucelles** | Tweezers |
| **Bureau du médecin** | Doctor's office |
| **Cadavre** | Corpse |
| **Calendrier des vaccinations** | Vaccination schedule |
| **Canule** | Airway (cannula) |
| **Canule de Guedel** | Oropharyngeal airway |
| **Canule nasale** | Nasal cannula |
| **Cardiologie** | Cardiology |
| **Cathéter** | Catheter |
| **Cathéter à succion** | Suction catheter |
| **Cathéter urologique** | Urological catheter |
| **Cause de la mort** | Cause of death |
| **Cautérisation** | Cauterization |
| **Centre médical** | Medical center |
| **Chaise d'évacuation** | Escape chair |
| **Chambre de malade** | Patient's room |
| **Chariot** | Hospital trolley |
| **Charlotte à usage unique** | Protection cap |
| **Chausson** | Slippers |
| **Chemise de nuit** | Nightgown |
| **Chimiothérapie** | Chemotherapy |
| **Chirurgie** | Surgery |
| **Circoncision** | Circumcision |
| **Ciseau** | Scissors |
| **Civière** | Stretcher |
| **Composite dentaire** | Dental filling |
| **Contagieux /contagieuse** | Contagious |
| **Couronne** | Dental crown |
| **Coussin de positionnement** | Body positioner |
| **Couverture** | Cover |
| **Couverture** | Blanket |
| **Cracher** | Spit |
| **Cryo-extraction** | Cryoextraction |
| **Cuvette** | Wash basin |
| **Cytologie** | Cytology |
| **Déambulateur (cadre de marche, gadot)** | Walker (walking frame) |
| **Débris** | Debris |
| **Défécation** | Defecation |
| **Défibrillateur** | Defibrillator |
| **Défibrillateur manuel** | Manual defibrillator |
| **Défibrillation** | Defibrillation |
| **Déjeuner** | Lunch |
| **Dentier** | Dentures |
| **Dentiste** | Dentist |
| **Dermatologie** | Dermatology |
| **Détermination de l'heure de la mort** | Calling of the time of death |
| **Diagnostic** | Diagnosis |
| **Dialyse** | Dialysis |
| **Dialyse hépatique** | Liver dialysis |
| **Dialyse rénale** | Renal dialysis |
| **Digestion** | Digestion |
| **Dîner (souper)** | Dinner (supper) |
| **Don de sang** | Blood donation |
| **Donneur** | Donor |
| **Drain** | Drain tube |
| **Drainage** | Drainage |
| **Drainage postural** | Postural drainage |
| **Drap** | Sheet |
| **Dynamomètre** | Dynamometer |
| **Eau** | Water |
| **Électrochirurgie** | Electrosurgery |
| **Électrode** | Electrode |
| **Électrothérapie** | Electrotherapy |
| **Enlèvement chirurgical d'un sein (mastectomie)** | Surgical removal of a breast (mastectomy) |
| **Enlèvement chirurgical de l'uterus (hystérectomie)** | Surgical removal of the uterus (hysterectomy) |
| **Enlèvement chirurgical de la vésicule biliaire (cholécystectomie)** | Surgical removal of the gallbladder (cholecystectomy) |
| **Entraînement de l'equilibre** | Balance training |
| **Éponge** | Sponge |
| **Ergothérapeute** | Occupational therapist |
| **Exercice** | Exercise |
| **Exercice de Kegel** | Kegel exercise |
| **Exercice de respiration** | Breathing exercises |
| **Extraction chirurgicale des pierres de la vessie (lithotomie)** | Surgical removal of stones (lithotomy) |
| **Extraction dentaire** | Dental extraction |

| | |
|---|---|
| **Fauteuil roulant (charriot, charrette)** | Wheelchair |
| **Fenêtre** | Window |
| **Fermer** | Close |
| **Formation chirurgicale de la stomie (colostomie)** | Surgical procedure of formation of stoma (colostomy) |
| **Gants à usage unique** | Protect gloves |
| **Gel électroconductif** | Electrode conductive gel |
| **Germes** | Germs |
| **Gérontologie** | Gerontology |
| **Goniomètre** | Goniometer |
| **Greffe (transplantation)** | Transplantation |
| **Guérison** | Recovery |
| **Gynécologie** | Gynecology |
| **Hôpital** | Hospital |
| **Hydrothérapie** | Hydrotherapy |
| **Immobiliseur de tête** | Head immobilizer |
| **Immunologie** | Immunology |
| **Implant mammaire** | Breast implant |
| **Infirmerie** | Ambulance (clinic) |
| **Infirmier** | Nurse |
| **Intubation** | Intubation |
| **Injection** | Injection |
| **Laparoscopie (coelioscopie)** | Laparoscopic surgery |
| **Laryngoscope** | Laryngoscope |
| **Lavage gastrique** | Gastric lavage (stomach pumping) |
| **Laver** | Bath (wash) |
| **Lifting facial (rhytidectomie, lissage, remodelage)** | Facelift (rhytidectomy) |
| **Ligature des canaux déférents des testicules (vasectomie)** | Surgical sterilization of a man (vasectomy) |
| **Liposuccion** | Liposuction |
| **Lit** | Bed |
| **Lobotomie** | Lobotomy |
| **Lumière** | Light |
| **Masque à oxygène** | Oxygen mask |
| **Masque de protection** | Protection face mask |
| **Masque de réanimation** | CPR mask |
| **Masque laryngé** | Laryngeal mask airway |
| **Matelas** | Mattress |
| **Matelas immobilisateur à dépression** | Vacuum mattress |
| **Médecin** | Doctor (physician) |
| **Médecin généraliste (médecin omnipraticien)** | General practitioner |
| **Médicine interne** | Internal medicine |
| **Méthode de Heimlich** | Heimlich maneuver (abdominal thrusts) |
| **Miction** | Urination (voiding) |
| **Moniteur de signes vitaux** | Vital signs monitor |
| **Mordre** | Bite |
| **Morgue** | Morgue (mortuary) |
| **Mourir** | Die |
| **Neurologie** | Neurology |
| **Oncologie (cancérologie)** | Oncology |
| **Opération chirurgicale** | Operation (surgery) |
| **Opération de chirurgie esthétique de la paroi abdominale (abdominoplastie)** | Plastic surgery of the abdomen ("tummy tuck", abdominoplasty) |
| **Opération de chirurgie esthétique des paupières (blépharoplastie)** | Plastic surgery of the eyelid (blepharoplasty) |
| **Opération de chirurgie esthétique des seins (mammoplastie)** | Plastic surgery of the breasts (mammoplasty) |
| **Opération de chirurgie esthétique du nez (rhinoplastie)** | Plastic surgery of the nose (rhinoplasty) |
| **Oreiller** | Pillow |
| **Orthopédie** | Orthopedics |
| **Oto-rhino-laryngologie** | Otorhinolaryngology |
| **Ouverture chirurgicale d'une articulation (arthrotomie)** | Surgical procedure on a joint (arthrotomy) |
| **Ouverture chirurgicale dans la trachée (trachéotomie)** | Surgical opening of a direct airway on the neck (tracheostomy) |
| **Ouverture chirurgicale du crâne (craniotomie)** | Surgical opnening of the cranium (craniotomy) |
| **Ouvrir** | Open |
| **Palpation** | Palpation |
| **Pansement** | Dressing |
| **Pathologie** | Pathology |
| **Patient (malade)** | Patient |
| **Pédiatrie** | Pediatrics |
| **Perceuse** | Drill |
| **Percussion** | Percussion |

**Perfusion** Infusion

**Pessaire (pessus)** Pessary

**Petit déjeuner** Breakfast

**Physiothérapeute** Physiotherapist

**Physiothérapie** Physical therapy

**Pied à perfusion** Infusion stand

**Plâtre pour immobilisation rigide** Plaster cast (immobilization plaster)

**Pontage** Bypass

**Pontage (shunt)** Shunt

**Porte** Door

**Position de Trendelenburg** Trendelenburg position

**Pot de chambre** Chamber-pot

**Poubelle** Litter bin

**Premiers secours** First aid

**Protège-matelas** Incontinence pad

**Psychiatrie** Psychiatry

**Psychologue** Psychologist

**Purification** Cleansing

**Pyjama** Pyjamas (pajamas)

**Quarantaine** Quarantine

**Radiation** Radiation

**Radiographie** Radiology

**Réanimation** Reanimation

**Réception** Reception office

**Receveur de greffe** Recipient of an organ

**Régime alimentaire** Diet

**Réhabilitation** Rehabilitation (rehab)

**Rémission** Remission

**Repos au lit** Bed rest

**Résection chirurgicale d'une poche anévrismale (anevrismectomie)** Surgical removal of the aneurysm (aneurysmectomy)

**Résection chirurgicale des lames vertébrales (laminectomie)** Surgical procedure on the spine (laminectomy)

**Résection transurétrale de la prostate** Transurethral resection of the prostate

**Réservoir d'oxygène** Oxygen storage tank

**Respirateur manuel type Ambu** Ambu bag valve mask

**Rhinologie** Rhinology

**Rincer** Rinse

**Salle** Ward

**Salle à manger** Dining-room

**Salle d'attente** Waiting-room

**Salle d'ophtalmologie** Ophtalmology ward

**Salle de bains** Bathroom

**Salle de pneumologie** Pulmonary ward

**Salle maladies infectieuses** Infectious disease unit

**Scalpel** Scalpel

**Se changer** Get changed

**Se remettre (se guérir)** Recover (heal)

**Soins de santé** Nursing (care)

**Soins de santé primaire** Primary health care

**Soins intensifs** Intensive care

**Soins semi-intensifs** Semi-intensive care

**Sonde** Sonde

**Sonde d'alimentation** Feeding tube

**Sonde d'intubation endotrachéale** Endotracheal tube

**Stérile** Sterile (aseptic)

**Stérilisation** Sterilization

**Stérilisation chirurgicale au femme (ligature des trompes)** Surgical sterilization of a woman (tubal ligation)

**Stéthoscope** Stethoscop

**Stimulateur cardiaque (pacemaker, pile)** Pacemaker

**Stockage** Storage

**Support de cou** Neck immobilizer

**Sur-chaussures à usage unique** Protection shoe cover

**Suture de la plaie** Wound stitching

**Table** Table (desk)

**Table de chevet (table de nuit)** Night table (bedside table)

**Table de lit** Overbed table

**Talonnières et coudières** Heel and elbow protectors

**Thé** Tea

**Thérapie (traitement curatif)** Therapy

**Toilette (cabinet)** Toilet (lavatory)

**Traction** Traction

**Transfusion** Transfusion

**Trauma** Trauma

**Trousse de secours** First aid kit

**Tube à essai** Test tube

**Unité de soins intensifs** Intensive care unit

**Urologie** Urology

**Vaccination (inoculation)** Vaccination (inoculation)

**Ventilation artificielle** Artificial respiration

**Vernis à dents** Teeth polishing

**Visite** Visit

**Visiteur** Visitor

| EXAMENS MÉDICAUX | MEDICAL EXAMS |
|---|---|
| **Albumine dans le sang** | Serum albumin |
| **Amniocentèse** | Amniocentesis |
| **Analyse chimique de l'urine** | Urine chemical analysis |
| **Analyse chimique du suc gastrique** | Gastric juice chemical examination |
| **Analyse de biochimie du sang** | Biochemical blood tests |
| **Analyse de l'ADN** | DNA analysis |
| **Analyse du liquide céphalo-rachidien** | Cerebrospinal fluid analysis |
| **Analyse fécale de benzidine** | Benzidine stool test |
| **Analyse médicale (examens de biologie médicale)** | Laboratory tests |
| **Analyse sérologique** | Serology blood tests |
| **Angiographie** | Angiography |
| **Angiographie cérébrale** | Cerebral angiography |
| **Angiographie interventionnelle utilisant un cathéter** | Catheter angiography |
| **Angiographie numérique** | Digital subtraction angiography |
| **Angiographie pulmonaire** | Pulmonary angiography |
| **Angiographie spinale** | Spinal angiography |
| **Antibiogramme** | Antibiogram |
| **Antigène carcino-embryonnaire (ACE)** | Carcinoembryonic antigen (CEA) |
| **Antigène de cancer CA 19-9 (antigène d'hydrate de carbone)** | CA 19-9 (carbohydrate antigen) |
| **Antigène de cancer CA 125** | CA 125 (cancer antigen 125) |
| **Antigène HbsAg (antigène de surface du virus de l'hépatite B)** | HbsAg (Hepatitis B surface antigen) |
| **Antigène prostatique spécifique** | Prostate specific antigen |
| **Anuscopie** | Anoscopy |
| **Aortographie** | Aortography |
| **Artériographie** | Arteriography |
| **Arthrographie** | Joint X-ray (arthrography) |
| **Arthroscopie** | Arthroscopy |
| **Aspartate transaminase (SGOT)** | Aspartate transaminase (SGOT) |
| **Audiométrie** | Audiometry |
| **Audiométrie vocale** | Speech audiometry |
| **Azote d'urée dans le sang** | Blood urea nitrogen test (BUN) |
| **Biligraphie intraveineuse** | Intravenous biligraphy |
| **Biomarqueur** | Biomarker |
| **Biopsie** | Biopsy |
| **Biopsie d'un ventricule cérébral** | Brain ventricle biopsy |
| **Biopsie de peau** | Skin biopsy |
| **Biopsie du foie** | Liver biopsy |
| **Biopsie du ganglion lymphatoque** | Lymph node biopsy |
| **Biopsie endométriale** | Endometrial biopsy |
| **Biopsie ostéomédullaire** | Bone marrow biopsy |
| **Biopsie pleurale** | Pleural biopsy |
| **Biopsie rénale** | Kidney biopsy |
| **Biopsie stéréotaxique** | Stereotactic biopsy |
| **Biopsie thyroïdienne** | Thyroid biopsy |
| **Bronchographie** | Bronchography |
| **Bronchoscopie** | Bronchoscopy |
| **Cardiotocographie** | Cardiotocography |
| **Caryotype** | Karyotype |
| **Cathétérisme cardiaque** | Cardiac catheterization (heart cath, angiocardiography) |
| **Céphalométrie** | Cephalometry |
| **Cholangiographie** | Cholangiography |
| **Cholangiopancréa-tographie rétrograde endoscopique** | Endoscopic retrograde cholan-giopancreatography (ERCP) |
| **Cholécystographie orale** | Oral cholecystography |
| **Colonoscopie** | Colonoscopy |
| **Colposcopie** | Colposcopy |
| **Conisation** | Cervical conization |
| **Coronarographie** | Coronary catheterization (coronarography) |
| **Craniographie** | Skull X-ray (craniography) |
| **Culture de crachat** | Sputum culture |
| **Culture de gorge avec le coton-tige** | Throat swab culture |
| **Culture du liquide cérébro-spinal** | Cerebrospinal fluid culture |
| **Culture microbiologique** | Microbiological culture |

| | |
|---|---|
| **Culture vaginale** | Vaginal swab culture |
| **Cystographie** | Cystography |
| **Cystoscopie** | Cystoscopy |
| **Défécographie** | Defecography |
| **Dermatoscopie (dermoscopie)** | Dermatoscopy (dermoscopy) |
| **Diagnostic différentiel** | Differential diagnosis |
| **Diagnostic différentiel pour bilirubine sérique** | Serum bilirubin |
| **Dilatation des pupilles provoquée par les médicaments** | Drug induced pupillary dilatation |
| **Échelle de Glasgow** | Glasgow coma scale |
| **Échocardiographie** | Cardiac ultrasound (echocardiography) |
| **Échocardiographie doppler** | Doppler echocardiography |
| **Échoencéphalographie** | Echoencephalography |
| **Échographie** | Ultrasound (medical ultrasonography) |
| **Échographie abdominale** | Abdominal ultrasound |
| **Échographie du foie (échographie hépatique)** | Liver ultrasound |
| **Échographie du pancréas** | Pancreas ultrasound |
| **Échographie la vésicule biliaire et les voies biliaires** | Ultrasound of the gallbladder and bile ducts |
| **Échographie mammaire** | Breast ultrasound |
| **Échographie rénale** | Renal ultrasound |
| **Échographie thyroïdienne** | Thyroid ultrasound |
| **Électro-encéphalographie (EEG)** | Electroencephalography (EEG) |
| **Électrocardiographie (ECG)** | Electrocardiography (ECG) |
| **Électromyographie** | Electromyography (EMG) |
| **Électroneurographie** | Electroneurography |
| **Électrophorèse des protéines** | Serum protein electrophoresis |
| **Électrorétinographie** | Electroretinography |
| **Encéphalographie gazeuse** | Pneumoencephalography |
| **Endoscopie** | Endoscopy |
| **Endoscopie oeso-gastro-duodénale** | Esophagogastroduodenoscopy |
| **Entéroscopie** | Enteroscopy |
| **Épruve à la phénosulfonphtaléine** | Phenolsulfonphthalein test (PSP test) |
| **Épruve d'élimination de l'urée sanguine** | Urea clearance test |
| **Ergométrie** | Ergometry test |
| **Examen du sein** | Breast examination |
| **Examen gynécologique** | Gynecological examination |
| **Explorations fonctionnelles hépatiques** | Liver function tests |
| **Fixation thyroïdienne de l'iode 131** | Iodine-131 thyroid test |
| **Fluoroscopie** | Fluoroscopy |
| **Fond d'oeil** | Dilated fundus examination |
| **Forage-biopsie** | Fine needle aspiration biopsy |
| **Gastroscopie** | Gastroscopy |
| **Gonioscopie** | Gonioscopy |
| **Hématocrite** | Hematocrit |
| **Hémoculture** | Blood culture |
| **Hémogramme (numération formule sanguine)** | Complete blood count |
| **Hystérosalpingographie** | Hysterosalpingography |
| **Hystéroscopie** | Hysterescopy |
| **Imagerie par résonance magnétique (IRM)** | Magnetic resonance imaging (MRI) |
| **Imagerie par résonance magnétique fonctionnelle (IRMf)** | Functional magnetic resonance imaging (functional MRI) |
| **Laboratoire** | Laboratory (lab) |
| **Laparoscopie** | Laparoscopy |
| **Laryngoscopie** | Laryngoscopy |
| **Lavement baryté** | Barium enema |
| **Lymphographie** | Lymphography (lymphangiography) |
| **Magnétoencéphalographie** | Magnetoencephalography (MEG) |
| **Mammographie** | Mammography |
| **Manométrie oesophagienne** | Esophageal manometry |
| **Marqueur tumoral** | Tumor marker |
| **Médiastinoscopie** | Mediastinoscopy |
| **Médicine nucléaire** | Radioisotope scanning (nuclear medicine) |
| **Monitoring de la pression artérielle** | Blood pressure monitoring |
| **Myélographie** | Myelography |

| | |
|---|---|
| **Myélographie lombaire** | Lumbar myelography |
| **Myélographie sous-occipitale** | Suboccipital myelography |
| **Ophtalmoscopie** | Ophtalmoscopy |
| **Ostéodensitométrie** | Bone densitometry (dual energy X-ray absorpriometry) |
| **Otoscopie** | Otoscopy |
| **Patch test** | Patch test |
| **Pelvigraphie** | Pelvigraphy |
| **Pelvimétrie** | Pelvimetry |
| **Périmétrie** | Perimetry |
| **Phlébographie** | Phlebography |
| **Phosphatase alcaline** | Alkaline phosphatase |
| **Pléthysmographie** | Plethysmography |
| **Poids spécifique de l'urine** | Urine specific gravity |
| **Polysomnographie (polygraphie du sommeil)** | Polysomnography (sleep study) |
| **Ponction lombaire (rachicentèse)** | Lumbar puncture |
| **Ponction sous-occipitale** | Suboccipital puncture |
| **Ponction transthoracique percutanée à l'aiguille fine** | Transthoracic percutaneous fine needle aspiration |
| **Prélèvement des gaz du sang** | Blood gas test |
| **Pression veineuse centrale** | Central venous pressure (CVP) |
| **Prise de pouls** | Pulse monitoring |
| **Produit de contraste** | Contrast medium |
| **Protéines dans les urines** | Urine protein test |
| **Radiographie** | X-ray (radiography) |
| **Radiographie de l'abdomen en bouillie de sulfate de baryum** | Barium meal (upper gastrointestinal series) |
| **Radiographie de la colonne vertébrale** | Spine X-ray (spine radiography) |
| **Radiographie de thorax** | Chest X-ray |
| **Radiographie dentaire** | Dental X-ray |
| **Radiographie des os** | Bone X-ray (bone radiography) |
| **Réaction de Coombs indirecte** | Indirect Coombs test |
| **Réaction de Waaler Rose** | Rose Waaler test |
| **Rectoscopie** | Rectoscopy |
| **Réflexe rotulien** | Patellar reflex |
| **Réfractométrie** | Refractometry |
| **Scintigraphie hépato-biliaire au Technétium 99m** | Hepatobiliary scintigraphy with technetium -99m |
| **Scintigraphie osseuse** | Bone scintigraphy |
| **Scintigraphie pulmonaire** | Lung scintigraphy |
| **Scintigraphie rénale** | Renal scintigraphy |
| **Scintigraphie splénique au Technétium 99m** | Spleen scintigraphy with technetium -99m |
| **Scintigraphie thyroïdienne** | Thyroid scintigraphy |
| **Sialographie** | Sialography |
| **Sigmoïdoscopie** | Sigmoidoscopy |
| **Spermogramme** | Semen analysis |
| **Spirométrie** | Spirometry (vital capacity test) |
| **Taux d'hormones thyroïdiennes dans le sang** | Thyroid blood tests |
| **Taux de la glycémie** | Blood sugar concetration (glucose level) |
| **Taux de prothrombine** | Prothrombin time |
| **Temps de céphaline activée (TCA)** | Partial thromboplastin time (PTT) |
| **Test d'agglutination** | Agglutination tests |
| **Test d'alpha-foetoprotéine** | Alpha-fetoprotein test (AFP test) |
| **Test de diagnostic rapide du streptocoque** | Rapid strep test |
| **Test de grossesse** | Pregnancy test |
| **Test de la brome-sulfonephtaléine** | Bromsulphalein liver function test |
| **Test de la piqûre** | Skin allergy testing (prick test) |
| **Test de tolérance orale au glucose (TTOG)** | Oral glucose tolerance test (OGTT) |
| **Test de Weber** | Weber test |
| **Test du sucre dans les urines** | Glucose urine test |
| **Test Mantoux (test PPD)** | Mantoux test (PPD test) |
| **Test PAP** | Papanicolau test (Pap test) |
| **Test respiratoire à l'urée** | Urea breath test |
| **Thoracoscopie** | Thoracoscopy |
| **Tomodensitométrie (TDM)** | Computed tomography (CT) |
| **Tomographie** | Tomography |

| | |
|---|---|
| **Tomographie par émission de positrons** | Positron emission tomography |
| **Tonométrie oculaire** | Tonometry |
| **Toucher rectal** | Rectal examination |
| **Tympanocentese** | Tympanocentesis |
| **Tympanométrie** | Tympanometry |
| **Ultrasons focalisés de haute intensité** | High intensity focused ultrasound |
| **Urétéro-pyélographie rétrograde** | Retrograde pyelography |
| **Urétéroscopie** | Ureteroscopy |
| **Urétrographie** | Urethrography |
| **Urobilinogène dans les urines** | Urobilinogen in urine |
| **Uroculture** | Urine culture |
| **Urographie** | Pyelography |
| **Urographie intra-veineuse** | Intravenous pyelography |
| **Ventriculographie** | Ventriculography |
| **Vitesse de sédimentation** | Erythrocyte sedimentation rate |
| **Volume urinaire résiduel** | Post-void residual urine volume |

| GROSSESSE ET OBSTÉTRIQUE | PREGNANCY AND OBSTETRICS |
|---|---|
| **Abruption placentaire (rupture placentaire)** | Placental abruption |
| **Absence des règles (aménorrhée)** | Absence of menstrual period (amenorrhea) |
| **Accouchement (naissance)** | Childbirth |
| **Accouchement à terme** | Full term birth |
| **Accouchement dans l'eau** | Water birth |
| **Accouchement pathologique** | Pathological birth |
| **Accouchement prolongé** | Prolonged birth |
| **Amniocentèse** | Amniocentesis |
| **Amnios (sac amniotique)** | Amniotic sac |
| **Amnioscopie** | Amnioscopy |
| **Anomalies foetales** | Fetal anomalies (fetal abnormalities) |
| **Avortement** | Abortion (pregnancy termination) |
| **Avortement à répétition** | Habitual abortion (recurrent miscarriage) |
| **Baby blues** | Maternity blues (baby blues) |
| **Banque du sperme** | Sperm bank |
| **Bassin contracté** | Contracted pelvis |
| **Blastocyste** | Blastocyst |
| **Canal galactophore** | Lactiferous duct |
| **Canal utérin** | Birth canal |
| **Cardiotocographie** | Cardiotocography |
| **Césarienne** | Cesarean section (C-section) |
| **Chorioamnionite** | Inflammation of the fetal membranes (chorioamnionitis) |
| **Choriocarcinome** | Choriocarcinoma |
| **Choriocentèse** | Chorionic villus sampling |
| **Chorion** | Chorion |
| **Clarté nucale** | Nuchal scan (nuchal translucency) |
| **Conception (fécondation)** | Conception |
| **Contractions utérines du travail** | Labor contractions |
| **Cordocentèse** | Cordocentesis |
| **Cordon ombilical** | Umbilical cord |
| **Cou** | Neck |
| **Couche -culotte** | Diaper |
| **Couper** | Cut |
| **Couveuse (incubateur)** | Incubator |
| **Curetage** | Curettage |
| **Cycle menstruel** | Menstrual cycle |
| **Dépression post-natale (dépression post-partum)** | Postnatal depression (postpartum depression) |
| **Diabète gestationnel** | Gestational diabetes |
| **Dilatation cervicale** | Cervical dilation |
| **Donneuse d'ovule** | Egg donation |
| **Durée de la contraction utérine** | Duration of contraction |
| **Durée de la grossesse** | Duration of pregnancy |
| **Échographie** | Ultrasound (medical ultrasonography) |
| **Éclampsie** | Eclampsia |
| **Éjaculation** | Ejaculation |
| **Embryon** | Embryo |
| **Enlèvement chirurgical de l'uterus (hystérectomie)** | Surgical removal of the uterus (hysterectomy) |
| **Épisiotomie** | Episiotomy |
| **Expulsion du bébé** | Expulsion of the baby |
| **Expulsion du placenta** | Expulsion of placenta |

| | |
|---|---|
| **Facteurs de risque de la grossesse** | Pregnancy risk factors |
| **Fausse contraction (contraction de Braxton Hicks)** | Braxton Hicks contractons |
| **Fausse couche** | Spontaneous abortion (miscarriage) |
| **Fécondation in vitro** | In vitro fertilisation |
| **Fièvre puerpérale** | Puerperal fever |
| **Foetoscopie** | Fetoscopy |
| **Foetus** | Fetus |
| **Follicule de Graaf** | Graafian follicle |
| **Forceps** | Forceps |
| **Fréquence des contractions utérines** | Labor contraction frequency |
| **Géniteur** | Parent |
| **Gonadotrophine chorionique** | Chorion-gonadotrophin |
| **Grossesse** | Pregnancy |
| **Grossesse extra-utérine** | Ectopic pregnancy (extrauterine pregnancy) |
| **Grossesse multiple** | Multiple pregnancy |
| **Gynécologie** | Gynecology |
| **Hymen** | Hymen |
| **Hyperhémie ovarienne** | Ovarian hyperemia |
| **Hyperplasie endométriale** | Endometrial hyperplasia |
| **Hypertrophie de l'utérus** | Hypertrophy of uterus |
| **Hypotrophie foetale** | Fetal hypotrophy |
| **Iléus méconial** | Meconium ileus |
| **Implantation** | Implantation |
| **Incontinence urinaire** | Urinary incontinence |
| **Infection** | Infection |
| **Infections TORCH** | TORCH infections |
| **Inflammation de la vessie (cystite)** | Inflammation of the urinary bladder (cystitis) |
| **Insémination artificielle** | Artificial insemination |
| **Intensité des contractions utérines** | Intensity of contractions |
| **Injection intra-cytoplasmique de spermatozoïdes** | Intracytoplasmatic sperm injection |
| **Jumeaux** | Twins |
| **Jumeaux dizygotes** | Dizygotic twins (biovular twins) |
| **Jumeaux monozygotes** | Monozygotic twins (identical twins) |
| **Lactation** | Lactation |
| **Liquide amniotique** | Amniotic fluid |

| | |
|---|---|
| **Lithopédion (enfant pétrifié)** | Lithopedion (stone baby) |
| **Lochies** | Lochia |
| **Macrosomie foetale** | Macrosomia (big baby syndrome) |
| **Maladie hémolytique du nouveau-né** | Hemolytic disease of the newborn |
| **Malformations utérines** | Uterine anomalies |
| **Mamelon (papille)** | Nipple |
| **Mammite puerpérale** | Puerperal mastitis |
| **Maternité** | Maternity hospital |
| **Méconium** | Meconium |
| **Médicament pour interrompre le déclenchement du travail (tocolytique)** | Medication that suppresses premature labor (tocolytic) |
| **Médicaments abortifs** | Abortifacients |
| **Ménopause** | Menopause |
| **Mère** | Mother |
| **Mère porteuse** | Surrogate mother (womb mother) |
| **Microcéphalie** | Microcephaly |
| **Mifépristone** | Mifepristone |
| **Mort-né** | Stillborn |
| **Morula** | Morula |
| **Multipare** | Multigravida |
| **Muqueuse utérine (endomètre)** | Inner membrane of the uterus (endometrium) |
| **Naissance après terme** | Postmature birth |
| **Nausée** | Nausea |
| **Néonatologie** | Neonatology |
| **Nouveau-né** | Newborn (infant) |
| **Nouveau-né prématuré** | Preterm newborn |
| **Obstétricien** | Obstetrician |
| **Obstétrique** | Obstetrics |
| **Oedème** | Edema |
| **Oestrogène placentaire** | Placental estrogen |
| **Ombilic (nombril)** | Navel (belly button) |
| **Ovaire** | Ovary |
| **Ovogenèse** | Oogenesis |
| **Ovulation** | Ovulation |
| **Ovule** | Ovum |
| **Parent biologique** | Biological parent |
| **Pelvimétrie** | Pelvimetry |
| **Père** | Father |
| **Péritonite méconiale** | Meconium peritonitis |
| **pH-métrie foetale** | Fetal pH-metry |
| **Placenta** | Placenta |

| | |
|---|---|
| **Placenta accreta** | Placenta accreta |
| **Placenta praevia** | Placenta previa |
| **Plagiocéphalie** | Plagiocephaly |
| **Poids de naissance** | Fetal weight (birth mass) |
| **Position transversale du foetus** | Transverse fetal position |
| **Post-partum** | Postnatal (postpartum period, puerperium) |
| **Pousser** | Push |
| **Pré-éclampsie** | EPH gestosis (preeclampsia) |
| **Prématurité** | Premature birth |
| **Présentation podalique (présentation du siège)** | Breech position |
| **Pression artérielle élevée (hypertension artérielle)** | High blood pressure (hypertension) |
| **Primigeste** | Primigravida |
| **Procréation médicalement assistée** | Medically assisted procreation |
| **Profil biophysique foetal** | Biophysical profile of the fetus |
| **Progestérone** | Progesterone |
| **Progestérone placentaire** | Placental progesterone |
| **Prolactine** | Prolactin |
| **Prolapsus du cordon ombilical** | Umbilical cord prolapse |
| **Psychose puerpérale** | Postpartum psychosis |
| **Pyélonéphrite** | Pyelonephritis |
| **Quadruplés** | Quadruplets |
| **Règle (menstruation)** | Menstruation |
| **Respiration** | Breathing |
| **Rétention d'urine** | Urinary retention (ischuria) |
| **Rupture des membranes** | Rupture of membranes |
| **Rupture prématurée des membranes** | Premature rupture of membranes |
| **Sage-femme** | Midwife |
| **Saignement (hémorragie)** | Bleeding (haemorrhage) |
| **Salle d'accouchement** | Delivery room |
| **Sécrétion de la salive excessive** | Excessive secretion of saliva (hypersalivation) |
| **Sein** | Breast |
| **Septicémie puerpérale** | Puerperal sepsis |
| **Siège** | Breech |
| **Signe de Chadwick** | Chadwick's sign |
| **Spermatozoïde** | Spermatozoon (sperm cell) |
| **Sperme** | Semen (sperm) |
| **Stade du travail** | Stage of birth |
| **Stérilité** | Infertility |
| **Succion** | Suckling |
| **Syndrome d'aspiration méconiale** | Meconium aspiration syndrome |
| **Taille corporelle du nouveau-né** | Body length of a newborn |
| **Tête** | Head |
| **Tire-lait** | Breast pump |
| **Trompes de Fallope** | Fallopian tube (oviduct) |
| **Utérus** | Womb (uterus) |
| **Vacuum extractor** | Vacuum extractor (ventouse) |
| **Vagin** | Vagina |
| **Varices des membres inférieurs** | Leg varicose veins |
| **Viabilité du sperme** | Sperm viability |
| **Villosités choriales** | Chorionic villi |
| **Vomissement** | Vomiting |

ABOUT THE AUTHOR

Edita Ciglenečki is medical translator with Academic degrees in Biomedical Sciences and Public Health Sciences. Besides Croatian, being her mother tongue, she is a holder of international diplomas in English, French and Italian language. For many years she worked as a medical professional inside the travel industry. This dictionary is the product of her own working experience built on her passion for travelling, medicine and language skills.

23341907R00055

Printed in Great Britain
by Amazon